国立がん研究センターの**がんとお金の本**

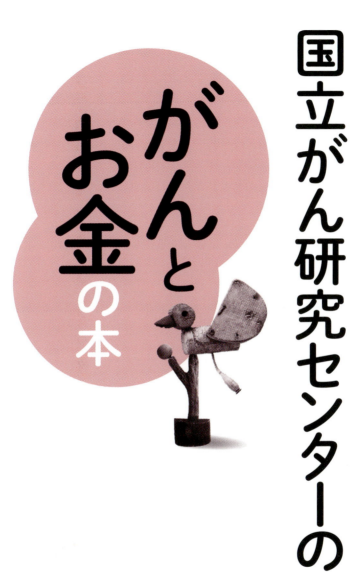

「国立がん研究センターのがんの本」の出版にあたって

　国立がん研究センターは、前身である国立がんセンターの創立以来、50年以上にわたってがんの治療や研究に取り組んできました。現在は、「社会と協働し、全ての国民に最適ながん医療を提供する」という理念のもと、「がんの本態解明と早期発見・予防」、「高度先駆的医療の開発」、「標準医療の確立と普及」、「がんサバイバーシップ研究と啓発・支援」、「情報の収集と提供」、「人材の育成」、「政策の提言」、「国際貢献」の8つを使命として研究、診療、そして、がん対策まで、幅広い活動をしております。

　社会の長寿化が進むと、がんになる人が増えていきます。現在日本では、2人に1人が、一生のうちにがんにかかるといわれています。

　ご自身または身近な方が、がんになったり、または「がんの疑いがある」と言われたりした場合、まずはそのがんに関する情報を集めることが大切です。しかしインターネットなどで検索すると、あまりに多くの情報があふれているので、かえって混乱してしまう場合もあります。

このシリーズでは、がんに関する基本的な知識、検査や治療の方法、治療後の療養などについて、図版もまじえてわかりやすく解説しています。この本を読まれることで、医師の説明がよく理解でき、周囲にあふれる情報のなかから正しい情報を選んだり、治療について積極的に考えたりすることの助けになれば幸いです。

　　　　　　　　　国立研究開発法人　国立がん研究センター

国立がん研究センターの
がんとお金の本

もくじ

- ❶ 5年相対生存率は約6割、「長期戦」への備えが大切になる ——— 8
- ❷ がんと告知されたら、信頼できる情報を集める ——— 10
- ❸ 経済的負担軽減のため公的支援制度をしっかり活用する ——— 12

第1章　がんの検査と治療について知る　13

- がんの治療にかかるお金 ——— 14

- 胃がん ——— 18
  - 胃がんの検査 ——— 20
  - 胃がんの病期（ステージ） ——— 22
  - 胃がんの治療1　治療の流れ ——— 24
  - 胃がんの治療2　内視鏡治療 ——— 26
  - 胃がんの治療3　手術 ——— 28
  - 胃がんの治療4　化学療法など ——— 30
  - 胃がんの治療費 ——— 32

- 大腸がん ——— 34
  - 大腸がんの検査 ——— 36
  - 大腸がんの病期（ステージ） ——— 38
  - 大腸がんの治療1　治療の流れ ——— 40
  - 大腸がんの治療2　結腸がんの手術 ——— 42

大腸がんの治療3　直腸がんの手術 ─────── 44
　大腸がんの治療4　新しい低侵襲手術 ───── 46
　大腸がんの治療5　化学療法など ──────── 48
　大腸がんの治療費 ──────────────── 50

肺がん ─────────────────────── 52
　肺がんの検査 ────────────────── 54
　肺がんの病期（ステージ）─────────── 56
　肺がんの治療1　治療の流れ ─────────── 58
　肺がんの治療2　手術 ───────────── 60
　肺がんの治療3　放射線治療 ─────────── 62
　肺がんの治療4　化学療法 ───────────── 64
　肺がんの治療費 ──────────────── 66

肝がん ─────────────────────── 68
　肝がんの検査 ────────────────── 70
　肝がんの病期（ステージ）─────────── 72
　肝がんの治療1　手術・穿刺局所療法 ────── 74
　肝がんの治療2　薬物・放射線治療 ──────── 76
　肝がんの治療費 ──────────────── 78

乳がん ─────────────────────── 80
　乳がんの検査 ────────────────── 82
　乳がんの病期（ステージ）─────────── 84
　乳がんの治療1　治療の流れ ─────────── 86
　乳がんの治療2　手術 ───────────── 88
　乳がんの治療3　薬物療法 ───────────── 90
　乳がんの治療4　放射線治療 ─────────── 92
　乳がんの治療5　乳房再建 ───────────── 94
　乳がんの治療費 ──────────────── 96

Column 1	緩和ケアを考える	98
Column 2	補完代替医療を知る	100
Column 3	臨床試験（治験）を勧められたら	101
Column 4	遺伝子検査を受けるには	102

第2章　公的医療費助成制度を活用しよう　103

公的医療保険とは	104
医療費が高額になったとき	106
高額療養費制度	108
自己負担額の合算例〈70歳未満の場合〉	110
Column　月をまたいで治療を受けたとき	111
自己負担額の合算例〈70歳以上の場合〉	112
Column　高額療養費の申請方法	113
限度額適用認定証	114
高額療養費貸付制度	116
Column　高額療養費受領委任払制度	117
高額医療・高額介護合算療養費制度	118
その他の公的医療費助成制度	120
Column　国民健康保険の自己負担減免制度	121
医療費控除	122

| Column 5 | 療養生活の基本 | 125 |
| Column 6 | がんのリハビリテーション | 126 |

第3章　収入や生活の不安を支える公的制度など　127

- 傷病手当金 — 128
- 雇用保険 — 130
- 障害年金 — 132
- 身体障害者手帳 — 134
- 生活保護 — 136
- 介護保険制度 — 138
- 訪問診療・訪問看護 — 142
- 介護休業・介護休暇 — 144
- 民間の医療保険・がん保険を活用する — 146

- **Column 7**　働きながら治療を続ける — 150
- **Column 8**　家族のためのお金の備え — 151

用語解説 — 152
正しい情報を得るために参考になるウェブサイト、参考文献 — 154
さくいん — 156

本書で紹介している治療費は、2016年4月現在のものです。

基礎知識 1

5年相対生存率は約6割、「長期戦」への備えが大切になる

国民の2人に1人はがんになる

　日本では、がんの罹患率＊は上昇しており、男性の63％、女性の47％と、国民の2人に1人はがんにかかります。もはや、がんにかかることは「他人事」ではなく、誰もが「自分のこと」として考えなければいけない時代になりました。しかし、「がん＝死の病」と考えているなど、正しい知識をもたないために過度な不安を抱いている人も少なくありません。

＊10万人のうちがんと診断される、年間ごとの人数

「乳がんの5年相対生存率回答分布」については、40〜80％と回答した人が多かったが、実際は85.5％。「精巣がんの5年相対生存率回答分布」については40〜50％と回答した人が多かったが、実際は92.0％。現実よりも「治りにくい病気」と認識されている。

■ がんは「治りにくい病気」と認識されている
——5年相対生存率についての回答と実際の生存率

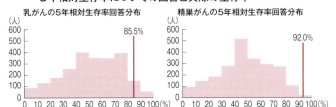

男性では「3人に1人ががんになる」、女性では「5人に1人ががんになる」と答えた人がもっとも多いが、生涯でがんにかかる率は男性で63％、女性で47％。実際より「まれな病気」と考えている人が多いことがわかる。

■ がんは「まれな病気」と認識されている
——生涯でがんにかかる率についての回答

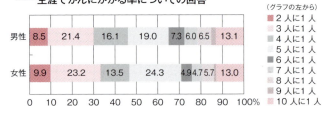

「日本人のがんイメージ調査2011」より。厚生労働省がん臨床研究事業「働くがん患者と家族に向けた包括的就業システムの構築に関する研究」班

患者の半分近くは働く世代

　毎年多くの人ががんで亡くなるのは事実ですが、かならずしも「がん＝死の病」ではありません。がん診断技術の向上により小さながんの発見が可能になったことに加え、抗がん剤や手術などの医療技術が進歩したことで、がんを克服し、普通の生活を送れる人が増えました。最新データ（2006～2008年）では全がんの5年相対生存率は62.1％となっています。

　一方で、がんの再発や転移を防ぐ目的で化学療法を行うため治療期間が長くなり、長期間にわたって治療費を負担する必要があります。また、がん患者の約30％近くが20歳から65歳未満の働く世代であることから、働きながら治療をすることの問題も指摘されています。

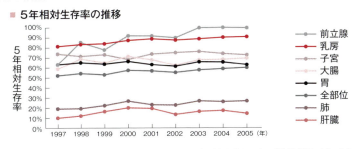

国立がん研究センターがん情報サービスより

「治療後」の生活を考える

　がん治療後も普通の生活を送れるようになりましたが、肉体的、精神的なつらさを抱えていたり、職場や周囲の理解を得られないなど、生活に困難を感じている患者さんも少なくありません。とくに「がんと就労」の問題は大きく、厚生労働省によるがん対策推進基本計画でも「就労支援の必要性」が明記されています。がん治療後も仕事を続けることは、経済的安定のためだけではありません。生きがいを感じながら生活できるように、家族や職場、医療者、地域、行政など、社会全体で支えることが求められます。そんななかで生まれたのが「がんサバイバーシップ」という考え方です。がんサバイバーシップとは、診断や治療を受けた「その後を生きていくプロセス」のこと。患者さんのからだだけでなく、患者さんと家族の心、その周囲の社会生活まで、包括的に考えていきます。

基礎知識2

がんと告知されたら、信頼できる情報を集める

病院や地域の情報源を上手に活用

　がんであることを告げられたら、誰でもショックを受け、不安な気持ちになります。それは当然のことですが、周囲に打ち明けるなど、落ち込んだ気持ちを自分のなかにため込まないようにしましょう。

　また、自分の病状や治療についてしっかりと理解することで、そのような気持ちが落ち着き、冷静に受け止められるようになります。情報を集めることは、治療や療養生活を行ううえでもとても大切なことです。納得して治療を進められるよう、さまざまな機関を活用して、情報収集を行いましょう。

　自分の病状や治療について知るには、担当医としっかり話すこと。話しにくいことやその医師の話に不安があるときには、セカンドオピニオンでほかの医師から話を聞くという方法もあります。そのほかにも、看護師やソーシャルワーカーなどの医療スタッフ、がん診療連携拠点病院のがん相談支援センター、病院の医療情報コーナー、地域の図書館、インターネットなど、情報を入手できるところはいろいろあります。

国立がん研究センターの「がん対策情報センター」では、「がん情報サービス（http://ganjoho.jp）」や冊子などを通じて、がんに関するさまざまな情報を提供しています。療養生活、就労についての冊子はホームページ上でも閲覧できます。

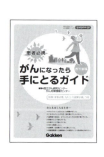
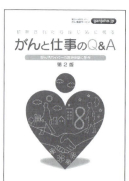

がん相談支援センターを利用する

　がんについての相談窓口のひとつに「がん相談支援センター」があります。がん相談支援センターは、全国のがん診療連携拠点病院、小児がん拠点病院、地域がん診療病院などに設置されている、がんに関する相談窓口で、その病院にかかっている人でなくても利用することができます。

　センターの利用は無料。がん専門相談員としての研修を受けたスタッフ（がんに詳しい看護師、ソーシャルワーカーなど）に相談することができます。施設によっては、専門医や薬剤師、栄養士などの各分野の専門家と連携して対応しています。

　がん相談支援センターでは、がんという病気のこと、治療、療養生活、心のケア、さまざまな支援制度など、がんに関するあらゆる情報提供を行っており、個別に相談することができます。患者さん自身の不安な気持ちを誰かに聞いてほしいときなどにもぜひ利用してください。

　ウェブサイト「がん情報サービス」では、がん診療を行う全国の拠点病院やがん相談支援センターの情報を提供。病院名や地図で検索することも可能です。

■ **がん相談支援センターでは、こんなことを相談できます**

がんについて	・がんの疑いがあるといわれた ・医師の説明を受けたがよくわからなかった
治療や検査のこと	・どのような検査をするのか ・自分のがんの標準治療を知りたい ・セカンドオピニオンを受けるにはどうすればいいか ・治療後の妊娠の可能性について ・先進医療や臨床試験を受けるにはどうすればいいか ・緩和ケアを受けたい
療養生活の過ごし方	・自宅療養で必要なこと ・副作用や合併症との付き合い方 ・治療しながら仕事を続けることはできるか
経済的な問題	・活用できる助成サービスを知りたい ・介護保険の手続きを知りたい ・民間保険の保険金請求方法を知りたい
心のこと	・再発への不安な気持ちを抱えている ・誰かに不安な気持ちを聞いてほしい ・患者会に参加してみたい
家族のこと	・患者本人への告知をどうすべきか ・患者本人が治療を拒否している場合 ・自宅療養を支えられるかどうか不安
悩んでいること	・医師とコミュニケーションがとれない ・何を聞けばいいのかわからない

基礎知識3

経済的負担軽減のため
公的支援制度を
しっかり活用する

治療の長期化で治療費が高額に

　がん治療が始まると「高額な医療費をどうしよう」という経済的な不安がかなりの割合を占めることになります。前述のとおり、治療が長期化することで治療にかかる費用が増えますし、高額な治療を何回も行うこともあります。

　治療により今までどおりには働けず、収入が減ってしまうこともあります。

　しかし、高額な医療費をすべて患者さんが支払うわけではありません。医療保険の適用となる治療や薬の自己負担は1〜3割。しかも、自己負担額には上限が設けられており、それ以上の負担分については「高額療養費」として給付されます。そのほかにも、医療費の負担を軽減するためのさまざまな助成・支援制度があります。

　この本では、がんの治療にかかる費用の目安や、負担を軽減するための制度について解説していきます。

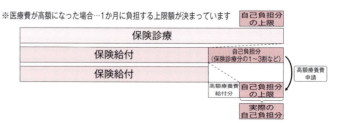

通常の医療費負担については、加入する医療保険制度を利用するが、医療費が高額になった場合は「高額療養費制度」が利用できる。

第1章 がんの検査と治療について知る

この章では亡くなる方が多い「五大がん（胃がん、大腸がん、肺がん、肝がん、乳がん）」について、診断から治療までをそれぞれ解説し、おもな検査や治療の費用について解説します。具体的な事例も紹介していますので参考にしてください。

がんの治療にかかるお金

がん治療にかかるお金とは？

　がん治療にかかるお金といってもさまざま。がんの治療費は、前述したとおり長期化、高額化する傾向にありますが、ある程度先を見通しておくことで、経済的な不安を軽減することができるでしょう。

　がん治療にかかるお金のうち、まず考えなければいけないのが、病院に支払う医療費です。医療費に含まれるのは、検査費、手術費用、薬代などで、これらは健康保険や国民健康保険などの医療保険の対象となり、1～3割の自己負担となりますし、一定額以上は高額療養費の対象となり、給付を受けることができます。入院費用も保険適用となりますが、入院中の食費、差額ベッド代などは保険適用外のため全額自己負担です。また、医療費のなかでも、保険適用にならない薬や治療を選択した場合には全額自己負担となります。

　病院に支払う以外にも、通院の交通費や医療用かつら、お見舞いに来てくれた人へのお礼、補完代替医療（マッサージや健康食品など）が必要になることもあり、この部分がかなり多くなることもあります。

■ がん治療のおもな費用

病院に支払うお金		その他
保険適用	保険外	
検査 / 手術 / 薬剤 / 放射線治療 / 入院 / 外来診療 / リハビリ	入院食費・差額ベッド / 証明書発行 / 先進医療	通院交通費 / 医療用かつら / お見舞いのお礼 / 補完代替医療

■ 病院に支払うおもな医療費（保険適用）の内訳

初診・再診・外来診療	初診料は一律。再診料は病院規模で異なる（200床以上の大病院では「外来診療料」）。前回受診から期間があいてしまうと、再び初診料が発生することもある。
検査	検体検査料（血液や尿）、生体検査料（脳波、超音波、内視鏡）のほか、検体採取料、検査に必要な薬剤料がある。
画像診断	レントゲン、CT、MRIなど、画像診断機器を使った検査料金。検査に必要な薬剤料、特定保険医療材料、フィルムの料金もある。
病理診断	病理診断をするための病理標本作成料、病理診断料（細胞診、組織診）、病理判断料がある。
入院	入院基本料（一般病棟、療養病棟）と入院基本料等加算があり、病気ごとに定められた治療や検査まで含めて、包括的に入院費を決める「DPC（153ページ）」という方法を取り入れている病院も増えている。
投薬	薬剤そのものの料金のほか、調剤料、処方料、特定保険医療材料料、処方せん料がある。入院中に投薬を行った場合は調剤技術基本料が発生する。
注射	注射実施料は、皮下・筋肉内注射、静脈内注射、動脈注射、抗悪性腫瘍剤局所持続注入、点滴注射、カテーテル挿入など。注射の薬剤料もかかる。
手術	手術する部位や内容によって手術料は細かく決められている。輸血料、手術医療機器等加算、薬剤料などが追加になることもある。
麻酔	手術のときの麻酔料は部位や実施時間によって金額が異なる。神経ブロック料も麻酔に含まれる。
放射線治療	体外照射、定位放射線、全身照射、血液照射などの治療法や照射する部位によって異なる。放射線治療管理料などがかかることも。
処置	キズ、やけど、絆創膏固定、褥瘡など手当てのほか、ドレナージやチューブ挿入、酸素吸入などの処置をしたときの料金。
リハビリテーション	心大血管疾患、脳血管疾患、呼吸器、運動器、摂食機能など、疾患や機能により異なる。がん患者リハビリテーション料もある。
医学管理	特定疾患療養管理料は、疾患、病院規模によって定められている。がん患者指導管理料、がん性疼痛緩和指導管理料などもここに含まれる。

検査にかかるお金

がんだと診断される前、人間ドックや健康診断で検査を受けた場合は保険が適用されませんので、全額自費となります。一方、市町村が実施するがん検診では、補助金により一部の費用が負担されています。これらの検査で「がんの疑いあり」「要精密検査」となった場合に行う検査は保険適用となりますので、自己負担は1～3割です。

PET／CT検査については一部疾患を除いて全額自己負担でしたが、2010年4月から、早期胃がんを除くすべての悪性腫瘍で健康保険の適用となりました（ほかの検査、画像診断で病期の診断、転移・再発の診断が確定できない場合）。がん治療後の経過観察中にも、治療効果の確認、再発・転移のチェックを目的に定期的に検査を行う必要があります。こうした検査費用も保険適用です。

治療にかかるお金

がんを取り切ることが可能な早期がんならば、治療の初期（周術期）に手術や放射線治療を行うため、その時期にお金が集中してかかります。検査をする機会も多く、入院が長くなるほど入院費も多くなります。手術後、再発や転移を予防する目的で抗がん剤治療を行うこともありますが、一定期間抗がん剤治療を行ったら、その後は経過観察となります。

一方、進行したがんの場合、手術でがんを取り切り完治させることが難しいため、長期間にわたって抗がん剤や分子標的薬による薬物療法を行うことになります。抗がん剤はしばらく使っていると効きにくくなることがわかっており（薬剤耐性）、それまで使っている抗がん剤が効かなくなると、別の種類の抗がん剤で治療を継続します。抗がん剤と分子標的薬を組み合わせて使う場合など、1サイクル（3週間）で10万円近くかかることもあり、経済的負担はかなりのものです。

このような「標準治療」の多くは保険適用であり、高額療養費などの公的制度を利用することができます。しかし、先進医療（152ページ）は保険診療との併用が認められているものの、治療費は自己負担となり

ます。また、日本では未承認の薬を使った場合や補完代替医療などは全額自己負担です。

入院にかかるお金

がん治療では、検査や手術のために数日から数週間入院することがあり、入院期間が長いほど費用がかかります。内視鏡を使った手術が増えたことなどで入院期間は短くなっていますが、切開範囲の大きい食道がんなどでは2～3週間も入院することになります。

入院にかかる費用は大まかに以下のとおりですが、国立がん研究センターをはじめ大きながん専門病院や大学病院では「DPC（153ページ）」という医療費制度を導入しているところが増えており、入院費、治療費などというように明確に分けることが困難です。

・入院基本料（診察料、看護料、室料、寝具代など1日単位で算定）
・食事負担額
・差額ベッド料
・病院で貸し出す病衣やタオルのレンタル料
・テレビや冷蔵庫の使用料
・入院証明書などの文書料

入院が長期に及ぶ場合や月をまたぐ場合、入院費用（治療費含む）の請求書は1か月ごとに発行され、約10日以内に支払うことになります。

その他のお金

検査費や治療費、入院費など病院に支払うお金以外にも、通院のため、または付き添いの家族の交通費、入院用のパジャマや日用品代などは、積み重なると意外に大きな額になるものです。

また、補完代替医療やサプリメント、健康食品のほか、リンパ浮腫を改善するためのマッサージなど、体調を維持し、QOL（生活の質）を向上するための費用がかかることがあります。なかには高額なものもありますので、利用に際しては情報収集を行い、十分に検討したうえで判断するようにしましょう。

胃がん

50歳代以降の男性に多い胃がん

　胃がんは日本人のがん罹患数（新たにがんにかかった人数）がもっとも多いがんです。罹患率、死亡率ともに男性のほうが女性より高いのが特徴で、男女ともに50歳代から増加し始め高齢になるほど増えていきます。

　胃がんのリスクを高める原因としては、喫煙や飲酒、慢性胃炎のほか、塩分の多い食生活の影響があるとされています。また、ヘリコバクター・ピロリ菌の感染が胃がんの発症にかかわっていることがわかっており、ピロリ菌に感染している人は感染していない人に比べて、胃がんになるリスクが5倍になるともいわれています。

　胃がんにかかっても自覚症状がないため、進行するまで気づかないことがあります。一方で、胃痛や出血、食欲不振など、合併した胃潰瘍の症状をきっかけに検査を受けてがんが見つかることもあるので、なんらかの違和感を覚えたら早めに受診することが重要です。

■ 胃がんの年齢調整罹患率・死亡率（人口10万人当たり）

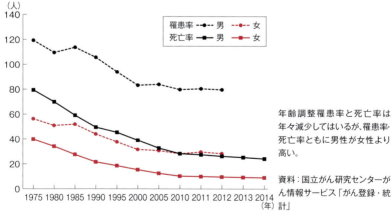

年齢調整罹患率と死亡率は年々減少してはいるが、罹患率・死亡率ともに男性が女性より高い。

資料：国立がん研究センターがん情報サービス「がん登録・統計」

毎年の検診で早期に発見できる

　胃がんはまず胃の粘膜に発生し、年単位の時間をかけて肉眼で見えるほど大きくなります。大きくなるにつれて胃壁の中に入り込み、徐々に広がっていき、周辺の大腸や膵臓まで及ぶこともあります。

　がん細胞が粘膜や粘膜下層にとどまっているうちは早期がんと呼ばれ、このころに発見されれば90％が根治できます。粘膜から粘膜下層を越えて進むまで数年はかかるので、２年に１回がん検診を受けていれば、根治可能な早期に発見できる可能性が高くなるのです。

■ 胃の各部名称

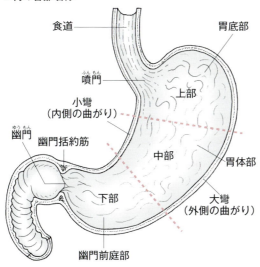

胃は、食道と小腸の間にある袋状の臓器で、食物を貯蔵し消化するはたらきをもつ。診断では、小彎（内側）と大彎（外側）を３等分した点をそれぞれ結んだ３領域に分け、胃がんのできた部位を明らかにする。発生部位は中部、下部が半分以上を占める。

■ 胃壁の構造

胃壁は５層で構成されている。表面の粘膜で胃液や粘液を分泌し、筋層が胃の動きを担当し、薄い漿膜が胃全体を覆っている。

胃がんの検査

胃がんは発症から大きくなるまで時間がかかるため、定期的に検査を受けていればごく初期のうちに発見することができます。

■ 精密検査から治療法決定までの流れ

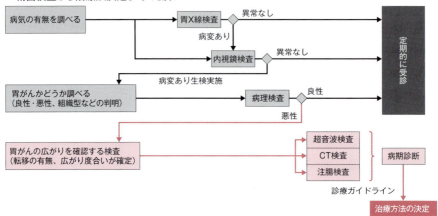

国立がん研究センターがん情報サービス「胃がん」より一部改変

症状がなくても精密検査を

　がん検診などで「がんの疑いあり」と指摘された場合、たとえ症状がなくてもきちんと精密検査を受ける必要があります。がんの疑いがあるといっても、胃潰瘍（いかいよう）やポリープ、胃炎などであることも多く、実際にがんが見つかるのはごく一部です。ほかの良性の病気と識別するためにも、精密検査が必要です。

内視鏡検査で胃の内部を観察

　胃がんの精密検査では、口から内視鏡（ビデオスコープ）を入れ、胃の内部を観察する内視鏡検査が一般的です。内視鏡の先端部にはライトとCCDカメラが付いてお

[内視鏡検査]
胃内視鏡検査については、2年に1回の検査が推奨されている。

り、胃の病変を直接見て、広がりや深さなどを診断します。二重造影法と呼ばれるX線検査も早期胃がんの発見に有効で、自治体のがん検診などで行われています。

　内視鏡検査の途中で、病変を切り取って調べる生検を行うこともあります。採取した組織を顕微鏡で調べ、がんであるかどうか、がんの種類、悪性度などを調べます。

　近年では口から入れる内視鏡よりも、身体的負担の少ない経鼻内視鏡を行える施設が増えていますが、治療を必要とする場合は経口内視鏡が適しています。

　また、必要に応じて超音波内視鏡検査を行うこともあります。先端部に超音波装置が付いている内視鏡を用いて、粘膜下の深層部、胃壁などを観察します。超音波内視鏡検査は、胃がんの浸潤やリンパ節の腫れなどを調べる際にも使われます。

[二重造影法]
X線検査の一種。造影剤（硫酸バリウム）のほかに発泡剤などを服用して胃をふくらませ、撮影する。

CT検査でがんの広がりを調べる

　リンパ節転移の有無や場所、広がりを調べるときにはCT検査を行います。

　CT検査は、X線でからだの周辺から撮影したデータをコンピュータ処理により輪切り像にして見ることができる検査です。がんの広がり具合やほかの臓器への転移などを調べることができ、治療方針を決めるときの重要な判断材料になります。病変をより鮮明に描き出すため、造影剤を注射してからCT撮影を行うことがあります。

■ 検査費用の目安（10割）

- 内視鏡検査 ･････････････ ¥12,000
- 超音波内視鏡検査 ････････ ¥16,000
- 生検（内視鏡検査を含む）･･ ¥32,000
- X線検査（二重造影法）･･･ ¥10,000
- CT検査（単純CT）･･･ ¥16,000
- CT検査（造影CT）･･･ ¥28,000
- 注腸検査 ･････････････ ¥16,000

胃がんの病期（ステージ）

胃がんは、がんの発生場所、病期（ステージ）、がんのタイプなどによって分類されています。

がんの発育・増殖の仕方で分類

がんの特徴により、いくつかのタイプに分類されます。

●**がんの発生場所** 胃がん全体のうち8割程度が中部・下部ですが、噴門（ふんもん）に近い上部にがんができている場合は、胃を全部取らなければならないことが多くなります。

●**がん細胞の発育の仕方** 塊になって大きくなる「限局タイプ」、正常な組織に染み込むように発育する「浸潤（しんじゅん）タイプ」に分けられます。浸潤タイプのなかでも、がんの塊をつくらずに胃壁内に染み込むように広がって発育するタイプは「スキルス胃がん」「硬性胃がん」と呼ばれ、早期発見が困難です。

●**がん細胞の増殖の仕方** 形や並び方など規則的に増殖する場合は「分化型」、不規則な場合は「未分化型」。

深さ、リンパ節転移などで決まる病期

治療法の判断材料として重要なのが、がんの進み具合を分類した「病期（ステージ）」です。病期は、がんの深さ（T：深達度）、リンパ節への転移（N：リンパ節転移の個数）、ほかの臓器への転移（遠隔転移）などを目安に、総合的に決められます。

そのなかでも早期のⅠA期であれば、内視鏡治療で治る可能性が高いとされています。

Ⅱ期、Ⅲ期は手術により治療できますが、遠隔転移が見られるⅣ期では手術だけでは治療は難しく、抗がん剤による化学療法が中心になります。

[噴門／幽門]

「噴門」は胃の入り口。食道から入ってきた食物をスムーズに胃に通し、逆流しないようになっている。「幽門（ゆうもん）」は胃の出口。胃で消化されたものを十二指腸に送る。一度に流れていかないように、少しずつ送り出しては閉まるという運動を繰り返す。

■ 胃がんの深達度（T）

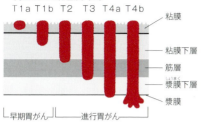

早期胃がん
T1　粘膜、粘膜下層にとどまっている

進行胃がん
T2　筋層まで及んでいる
T3　漿膜下層にとどまる
T4　胃の外表面に顔を出しているか、他臓器や組織にも広がる

■ 胃がんの進行度（ステージ）と適応の治療法

	N0 リンパ節転移はない	N1 領域リンパ節に1～2個転移	N2 領域リンパ節に3～6個転移	N3 領域リンパ節に7個以上転移	M1 領域リンパ節以外に転移
T1a 胃の粘膜にとどまる	ⅠA期 内視鏡治療（26ページ）胃切除D1（27、28ページ）	ⅠB期 定型手術（28ページ）	ⅡA期 定型手術	ⅡB期 定型手術	Ⅳ期
T1b 胃の粘膜下層にとどまる	ⅠA期 胃切除D1、D1+				Ⅳ期
T2 胃の筋層に達する	ⅠB期 定型手術	ⅡA期 定型手術 補助化学療法（30ページ）	ⅡB期 定型手術 補助化学療法	ⅢA期 定型手術 補助化学療法	Ⅳ期
T3 胃の漿膜下層にとどまる	ⅡA期 定型手術	ⅡB期 定型手術 補助化学療法	ⅢA期 定型手術 補助化学療法	ⅢB期 定型手術 補助化学療法	Ⅳ期
T4a 胃の外の表面に達している	ⅡB期 定型手術 補助化学療法	ⅢA期 定型手術 補助化学療法	ⅢB期 定型手術 補助化学療法	ⅢC期 定型手術 補助化学療法	Ⅳ期
T4b 他の臓器にも広がっている	ⅢB期 定型手術＋合併切除 補助化学療法	ⅢB期 定型手術＋合併切除 補助化学療法	ⅢC期 定型手術＋合併切除 補助化学療法	ⅢC期 定型手術＋合併切除 補助化学療法	Ⅳ期
M1 遠くの臓器にも転移	Ⅳ期				化学療法 放射線療法 緩和手術 対症療法

日本胃癌学会編『胃癌治療ガイドライン医師用2014年5月改訂第4版』（金原出版）より一部改変

胃がんの治療1 ―治療の流れ―

胃がんであるとわかったら、がんの状態をより詳しく調べ、患者さんの状態や希望に応じて、治療方針を検討します。

まず「早期がん」か「進行がん」かを分類

　胃がんの標準的な治療は手術ですが、具体的な治療方法を決めるまでは、以下のような流れになります。
①生検で細胞を取り出し、胃がんかどうかを確定。
②内視鏡検査やX線検査で、胃がんの場所や広がり、深さを調べる。
③CT検査や超音波検査で、胃がんのリンパ節転移や肝臓への転移を調べる。

　これらの検査を通して、まず「早期がん」か「進行がん」かに分類されます。さらにリンパ節転移の具合などを考慮して病期が確定します。

[進行がん]
がんが筋層より深いところまで入り込み、進行に応じて再発する可能性がある。

■ 治療方針決定までの流れ
（前ページの表も参照）

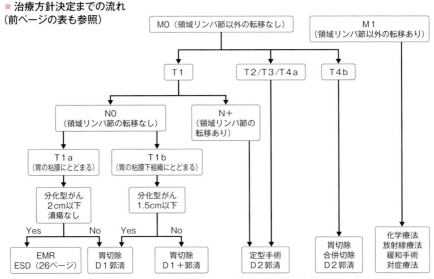

日本胃癌学会編『胃癌治療ガイドライン医師用 2014年5月改訂第4版』（金原出版）より一部改変

■ 肉眼的分類も判断材料になる

表在型（0型）の亜分類

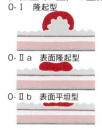
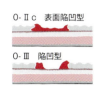

進行型（1～4型）の分類

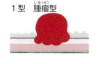
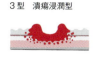

日本胃癌学会編『胃癌取扱い規約 第14版』（金原出版）を参考に作成

患者さんの体力や年齢も考慮

　病期ごとに適応する治療法は、日本胃癌学会が「胃癌治療ガイドライン」としてまとめています。このガイドラインを標準治療として、さらに、患者さんの年齢、体力、生活背景、本人や家族の希望などを考慮し、総合的に治療方針を検討します。

　リンパ節に転移がなく、がんの深さが粘膜層にとどまっているIA期では、分化型の場合は内視鏡でがんを切除しますが、未分化型の場合はリンパ節転移のリスクがあるため、手術を選択します。逆に、2cm以上で未分化型でも、高齢など手術のリスクが高い場合は内視鏡治療を選択することもあります。

切除範囲や再建方法も検討する

　手術では、胃の切除範囲だけでなく、リンパ節切除、他の臓器の切除、再建方法なども検討する必要があります。
　粘膜下層より深いがんの場合、リンパ節転移のリスクがあるため、手術前の診断でリンパ節転移がなくても、胃の周囲のリンパ節を切除します。また、他の臓器にまで広がっている場合は、その臓器を胃と一緒に切除する拡大手術が行われます。

[標準治療]
多くのエビデンス（科学的根拠）にもとづいて一般的な患者さんに推奨される、現時点で最良の治療。

[再建術]
胃を切り取っても食べ物が腸に通るように、残った胃と十二指腸などをつなぎ合わせる。胃の切除場所・大きさに応じて再建方法が決まる。

胃がんの治療2 ―内視鏡治療―

がんが粘膜内にとどまっている早期胃がんでは、おなかを切らずにがんを切除する内視鏡治療で根治できるものもあります。

早期がんなら内視鏡治療

　がんが粘膜内にとどまっていて、リンパ節転移がないⅠA期の場合は、内視鏡治療を選択できます。

　内視鏡治療は、開腹手術に比べて身体的負担が小さく、切除後も胃がそのまま温存されるので、術後の食生活への影響がほとんどないというメリットがあります。

●内視鏡的粘膜下層剥離術（ESD）

　特殊な電気メス（ITナイフ）を使って粘膜下をはぎ取る方法。潰瘍があり、2cm以上の大きさでも一括切除可能。

■ 内視鏡的粘膜下層剥離術（ESD）

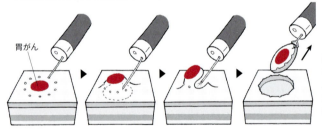

病変の周囲をマーキングしてから粘膜下層に生理食塩水を注入し、浮き上がらせる。電気メス（ITナイフ）で粘膜を切り、粘膜下層から病変を剥離する。

■ 内視鏡的粘膜切除術（EMR）

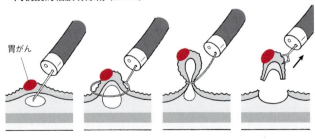

内視鏡で、がんの下の粘膜下層に生理食塩水を注入し、浮き上がらせる。スネアを引っ掛けて高周波電流を流し、病変を焼き切る。

■ 胃の領域リンパ節

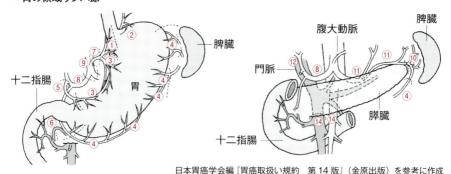

日本胃癌学会編『胃癌取扱い規約　第14版』（金原出版）を参考に作成

● 内視鏡的粘膜切除術（EMR）

スネアと呼ばれるワイヤーで病変を引っかけて焼き切る方法。がん内部に潰瘍を併発していない、大きさが2cm以下、などが条件。

リンパ節への転移

胃がん治療において、リンパ節転移の有無は重要な診断ポイントのひとつです。リンパ節への転移があると、原発巣である胃だけを切除しても、そこからがんが大きくなったり、他の臓器に転移したりするためです。

リンパ節転移の頻度は胃に近いリンパ節ほど高く、リンパ節郭清によって転移したリンパ節を取り除くことが可能です。リンパ節郭清は、切除範囲によって「D1郭清」「D1+郭清」「D2郭清」と分けられています。

以前はすべての領域リンパ節を切除していましたが、現在は、がんの深さにより、転移のないリンパ節は残すようになりました。

[リンパ節転移]
リンパ節転移の可能性は、組織型（細胞を顕微鏡で観察した外見）、がんの大きさ、潰瘍の有無などにより決まる。

[リンパ節郭清]
がん転移を予防するため周辺リンパ節を切除すること。ただし、内視鏡治療は胃の内側から治療するので、胃の外側のリンパ節切除はできない。手術のときにリンパ節を郭清する。

■ 治療費用の目安（10割）

■内視鏡的粘膜下層剥離術（ESD）	■内視鏡的粘膜切除術（EMR）
治療費 ………… ¥195,000	治療費 ………… ¥65,000
入院費（7日間）…… ¥460,000	入院費（6日間）…… ¥300,000

※入院費には治療費が含まれます。

胃がんの治療３―手術―

胃がんの標準治療は手術です。手術方法や切除範囲は、がんの広がりや深さ、リンパ節や他の臓器への転移のようすから検討します。

切除範囲はステージで判断する

　Ⅳ期を除くⅠA～ⅢC期では、手術がもっとも標準的な治療です。切除やリンパ節郭清の範囲は、病期に加え、患者さんの年齢や状態などから総合的に判断します。

- 定型手術：ⅠB～Ⅲ期が対象で、リンパ節転移の可能性がある場合に行う手術。胃の2/3から4/5程度を切り取る部分切除術、または全体を切り取る全摘術が行われ、さらに領域リンパ節すべて、周辺の脂肪組織を切除する（D2郭清）。
- 縮小手術：ⅠA期で内視鏡治療適応外の場合に行う手術。定型手術より切除範囲やリンパ節郭清の範囲を縮小し、胃の機能をできるだけ温存する。
- 拡大手術：ⅢB、ⅢC期で、がんの浸潤やリンパ節転移の範囲が広い場合に行う手術。定型手術より範囲を広げて、胃とともに肝臓や結腸などの他臓器も切除する。

■ 手術の種類

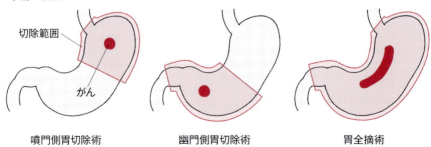

噴門側胃切除術　　幽門側胃切除術　　胃全摘術

負担の少ない縮小手術が増加

　胃がんの手術では、早期であっても定型手術が標準的とされていました。しかし近年では、内視鏡手術適応外の早期がんでは、胃やリンパ節をできるだけ残す縮小手術が増えています。胃の機能が残るので、手術後のQOLが向上します。

　縮小手術以外では、胃やリンパ節の切除範囲だけでなく、周辺臓器の合併切除や消化管再建を考慮する必要があります。胃の周辺の臓器としては、肝臓、横隔膜、膵臓、胆嚢（たんのう）、横行結腸などがあり、がんの浸潤具合に応じて、これらの臓器の一部を切除します。

身体的負担の少ない腹腔鏡手術

　おなかに小さな穴を開け、腹腔鏡モニターで内部を確認しながら手術をする方法。開腹手術に比べて傷が小さく、回復が早いというメリットがあります。

　現在、病期Ⅰに対する研究的な治療という位置づけです。リンパ節郭清の難しさなどもあるため、経験豊富な医療機関で行うことが推奨されています。

[QOL]
「Quality of Life」の略で、生活や人生の質のこと。治療により、肉体的、精神的、社会的、経済的、さまざまな負担があるなかで、患者さん自身が納得して予後を送れるよう治療にあたろうとする考え方。

[手術の入院期間]
おなかを切らない内視鏡治療の入院は5〜7日間程度。開腹手術の場合は、2週間程度。傷跡の治り具合、合併症の有無などによって、さらに長くなることもある。

■ 治療費用の目安（10割）

■ 定型手術（幽門側胃切除術）
　治療費 ……………… ¥750,000
　入院費（15日間）…… ¥1,450,000

■ 縮小手術（幽門保存胃切除術）
　治療費 ……………… ¥750,000
　入院費（13日間）…… ¥1,370,000

■ 腹腔鏡手術
　治療費 ……………… ¥990,000
　入院費（14日間）…… ¥1,520,000

※入院費には治療費が含まれます。

胃がんの治療4 ―化学療法など―

手術によりがんを切除できない場合は、抗がん剤による化学療法が中心になります。手術前後に補助化学療法を行う場合もあります。

Ⅱ、Ⅲ期で行われる補助化学療法

Ⅱ、Ⅲ期では、手術でがんを切除した後、補助的に化学療法（抗がん剤治療）を行います。手術で取り切れなかったがんが残っていることがあり、再発を防ぐためです。また、手術前に抗がん剤を使ってがんを小さくしておいて、がんを切除しやすくすることもあります。

補助化学療法では、テガフール・ギメラシル・オテラシルカリウム剤（TS-1）やカペシタビン・オキサリプラチン（CapeOX）という抗がん剤の内服が標準治療です。

手術ができないⅣ期で行う化学療法

手術できない進行がん、手術で取り切れなかった再発がん、転移がんに対しては、がんの進行を遅らせることを目的に化学療法を行います。この治療で完全に治癒することは難しいですが、最近の化学療法の進歩により、がんを小さくして長期間生存することも可能になっています。

切除できない場合の緩和手術

遠隔転移や進行が速いなど、手術でがんを取り切れない場合でも、緩和手術をすることがあります。たとえば胃の出口にがんがあって食事が摂れないときに、胃と空腸をつなぐバイパス手術などです。あくまでも症状緩和のための手術ですが、これにより全身状態が改善すれば、化学療法を行うことが可能になります。

[補助化学療法の期間]
TS-1療法の場合、1日80～120mgを4週間服用して2週間休薬という6週間のサイクルを約1年間繰り返す。CapeOX療法は、オキサリプラチンの注射とカペシタビンの服用を3週間1サイクルとして、8サイクル行う。

[HER2]
「ヒト上皮増殖因子受容体2型（Human Epidermal Growth Factor Receptor 2）」の略で、細胞の増殖スピードを調節する機能をもつたんぱく質。乳がんのバイオマーカーとして知られているが、胃がんのバイオマーカーとしても使われるようになった。

化学療法前に行うHER2(ハーツー)検査

　胃がんの化学療法を行う際には、がん細胞の増殖にかかわるHER2というたんぱく質の受容体が陽性かどうかを調べ、その結果によって薬剤を選択します。HER2が陰性の場合は抗がん剤のみを選択しますが、HER2が陽性の場合はトラスツズマブ（商品名ハーセプチン）という分子標的薬の併用が標準治療となります。

　一次化学療法が効かなくなったときや、副作用などにより治療を中止した場合でも、全身状態が良好ならば二次治療を行います。三次治療ではイリノテカンが使われることが多いです。

［分子標的薬］
がんの増殖にかかわる特定分子だけを特異的に攻撃する薬。

■ 化学療法のアルゴリズム

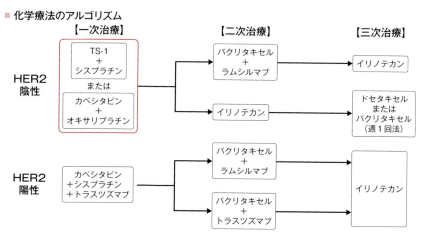

■ おもな治療費用の目安（10割）

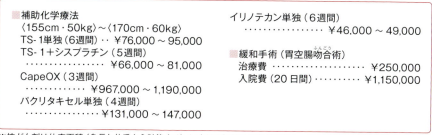

※抗がん剤は体表面積（身長と体重から計算する）に応じて投与量が決まります。そのため同じ薬剤でも、からだの大きさによって費用が異なることがあります。入院費には治療費が含まれます。

胃がんの治療費

胃がんのステージや進行度によって、さまざまな治療を組み合わせることがあります。ここでは具体的な事例と治療費費用を紹介します。

■ 治療内容チェックリスト

治療費シミュレーションの前に治療内容を確認しましょう。

■ 手術
- □ 内視鏡的粘膜切除術（EMR）
- □ 内視鏡的粘膜下層剥離術（ESD）
- □ 縮小手術
- □ 定型手術
- □ 拡大手術
- □ 腹腔鏡下手術

■ リンパ節郭清
- □ D1郭清
- □ D1+郭清
- □ D2郭清

■ 化学療法
- □ TS-1単独療法（　　　週間）
- □ TS-1+シスプラチン療法（　　　週間）
- □ CapeOX療法（　　　週間）
- □ パクリタキセル単独療法（　　　週間）
- □ イリノテカン単独療法（　　　週間）
- □ ラムシルマブ単独療法（　　　週間）

■ その他の治療
- □ 放射線
- □ 緩和手術
- □ 緩和ケア

■ 入院期間（　　　）日間予定

このほか、入院中の食事代や病衣代などがかかります。

■ 事例1：Aさん（身長154.6cm、体重43.5kg）

胃がん、ステージⅠ期

◆ 治療の内容

腹腔鏡下幽門側胃切除術のみ

	10割	3割
手術（11日間入院）	¥1,341,640	¥402,492

■ 事例2：Bさん（身長168cm、体重58kg）

胃がん（胃食道接合部）、HER2陽性、肝転移

◆ 治療の内容

一次化学療法として、カペシタビン（ゼローダ）＋シスプラチン＋ハーセプチン併用療法7か月〈3週間ごとに10サイクル〉

	10割	3割
化学療法（外来10回通院）	¥2,190,000	¥657,000

■ 事例3：Cさん（身長153.4cm、体重43.2kg）

胃がん（下部）、ステージⅢ期

◆治療の内容

開腹幽門側胃切除術＋術後化学療法
術後補助化学療法はテガフール・ギメラシル・オテラシルカリウム剤 (TS-1) 1年間内服

	10割	3割
手術（10日間入院）	¥1,224,500	¥367,350
術後補助化学療法（外来12回通院）	¥841,210	¥252,363
費用総額	¥2,065,710	¥619,713

■ 事例4：Dさん（身長158cm、体重45kg）

胃がん（切除不能）、HER2陰性、大動脈周囲リンパ節転移

◆治療の内容

一次化学療法として、テガフール・ギメラシル・オテラシルカリウム剤 (TS-1) ＋シスプラチン併用療法6か月〈5週間ごとに5サイクル〉

	10割	3割
化学療法（外来5回通院）	¥460,000	¥138,000

■ 事例5：Eさん（身長153cm、体重45kg）

胃がん（切除不能）、腹膜転移

◆治療の内容

二次化学療法として、パクリタキセル＋ラムシルマブ（サイラムザ）併用療法5か月〈パクリタキセルは毎週投与、ラムシルマブは2週間ごと〉

	10割	3割
化学療法（外来10回通院）	¥3,220,000	¥966,000

■ 事例6：Fさん（身長175cm、体重65kg）

胃がんステージⅢ期治癒切除後、病理診断にて漿膜浸潤＋リンパ節転移あり

◆治療の内容

術後補助化学療法として、テガフール・ギメラシル・オテラシルカリウム剤 (TS-1) 1年間内服〈28日連続投与＋14日間休薬を8サイクル〉

	10割	3割
化学療法（外来8回通院）	¥920,000	¥276,000

大腸がん

罹患率・死亡者数とも増加

　大腸がんの罹患率は、50歳代から高齢になるほど高くなります。性別で見ると、罹患率・死亡率ともに、男性のほうが女性よりも2倍ほど高く、とくに直腸がんにおいて顕著です。

　しかし、発生部位別死亡者数で見ると、男性では肺がん、胃がんに次ぐ3位なのに対して、女性では乳がんや子宮がんより多い1位。罹患率においても、女性は毎年増加傾向にあります。

　罹患率・死亡者数ともに増えていますが、罹患数は死亡者数の約2.5倍と、それだけ予後（治療後の経過）がよいがんであることを示しています。早期であればほぼ100％治癒が可能です。近年の医療技術の進歩により5年相対生存率も飛躍的に向上しており、40年前は30％台だった5年生存率は、現在では75％近くまで向上しました。進行するに従って低くなりますが、ステージ0〜Ⅰ期での5年相対生存率は90％以上、ステージⅡ期でも80％以上です。

■ 発生部位別がん死亡者数（2014年）

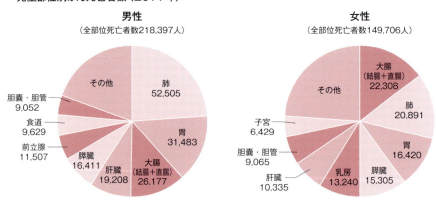

資料：国立がん研究センターがん情報サービス「がん登録・統計」

大腸がん検診の受診率向上が課題

　早期発見できれば治癒可能な大腸がんですが、自覚症状が現れにくく、発見が遅れることがあります。そこで重要になるのが、定期的に大腸がん検診を受けることです。ところが、日本の大腸がん受診率は、近年向上しているとはいえ、2013年の時点で男性41.4％、女性34.5％と50％に達していない状況です。

　大腸がんリスクが高くなる40歳以降は、自治体などで行うがん検診や人間ドックを定期的に受診しましょう。

進行が遅く、初期は自覚症状がない

　大腸は、結腸、直腸、肛門からなる長さ約2mの消化管です。日本人の場合、S状結腸と直腸にがんが発生しやすいといわれています。

　大腸粘膜から発生した大腸がんは、進行が遅く、早期では自覚症状がありません。がんが進行すると、粘膜表面の潰瘍(かいよう)から出血し、下血(げけつ)や血便が見られます。便通異常や腹痛、腸閉塞(ちょうへいそく)、貧血、腹部のしこりなどの症状も現れますが、これらはがん以外の病気でも起こりやすい症状であるため、医療機関を受診して検査を受ける必要があります。

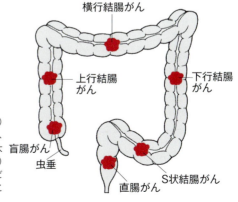

■ 大腸がんの起こる部位

大腸の右側（盲腸、上行結腸、横行結腸）に発生したがんは自覚症状が出にくく、発見が遅いとされている。反対に、大腸の左側（下行結腸、S状結腸、直腸）に発生したがんは、下血や粘血便などの出血、便秘の症状から発見されることが多い。

大腸がんの検査

大腸がんは早期で見つかれば、ほぼ治癒が可能です。便潜血反応検査で陽性を指摘されたら、きちんと精密検査を受けましょう。

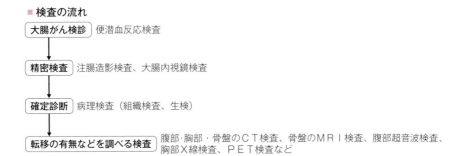

がん検診での便潜血反応

　大腸がんの検査として一般に行われているのは、便に血液が混じっているかどうかを調べる便潜血反応検査です。便を採取するだけで済むため、自治体のがん検診などでも採用されており、大腸がんにかかった人の、1/2から3/4は、この検査で発見されたとされています。

　この検査では、大腸がん以外の腸の病気や痔疾患でも陽性になることはありますが、陽性だと指摘されたら、すみやかに精密検査を受けることが大切です。ただし陰性であっても、大腸がんを完全には否定できません。

まずは触診や直腸指診

　便潜血反応検査で陽性が出た場合や、血便や便通異常などの自覚症状により受診した場合、まず行われるのが問診や腹部触診などの診察です。ゴム手袋をはめた医師が肛門から指を入れて直腸内部を直接触り、しこりや異常の有無を調べる直腸指診を行うこともあります。

[便潜血反応検査]
便に薬品を加え、血液に含まれるヘモグロビンが検出されるかどうかを調べる。精度を高めるため2日間の便を採取する「2日法」が一般的である。

[大腸がん以外の腸疾患]
大腸がんの症状とされる血便や排便異常などは、潰瘍性大腸炎、クローン病、過敏性腸症候群、痔疾患などでも起こることがある。

注腸造影検査や大腸内視鏡検査

　大腸がんの精密検査では、注腸造影検査や大腸内視鏡検査を行い、がんであるかどうか、がんの進行具合などを調べます。どちらも検査前に腸内をきれいにして、肛門から管を入れて行います。

● **注腸造影検査**　肛門から細い管を挿入して造影剤（バリウム）と空気を入れて、大腸内をX線で撮影します。腸壁にできた病変やがんの位置、大きさ、形などを判断するのに適しています。

● **大腸内視鏡検査**　内視鏡を肛門から挿入して、直腸から盲腸までの大腸全体を詳しく観察し、病変があればその一部を採取して病理検査をします。病変部の表面を最大100倍まで拡大して見ることができる、拡大内視鏡を使う施設も増えています。

がんの広がりや転移を調べる検査

　大腸がんとその周辺の臓器の位置関係や、がんの広がり具合、リンパ節転移の有無を調べるため、CT検査やMRI検査といった画像診断を行います。

　必要に応じて、腹部超音波（エコー）検査、胸部X線検査、PET検査などの画像診断を行うこともあります。

[検査の準備]

注腸造影検査では、前日に検査食を摂り、下剤を飲んで腸内を空にしておく。検査当日は腸の動きを止める薬を注射してから行う。

大腸内視鏡検査では、検査前日または当日に腸内洗浄液を1～2リットル飲んで、腸内をきれいにしてから検査を行う。

[病理検査]

採取した細胞を顕微鏡で観察して、がんの悪性度や種類などを調べる。病理検査によりがんであることが確定する。

■ 検査費用の目安（10割）

■血液検査（腫瘍マーカー含む）　　　　　　¥7,200	■CT検査（胸部＋腹部）　　　　　　¥16,400
■大腸内視鏡検査 ····· ¥20,000	■腹部超音波検査 ······ ¥6,000
	■PET検査 ·········· ¥80,000

大腸がんの病期（ステージ）

治療方法を決める目安となる病期（ステージ）は、がんの深さ、広がり、他臓器やリンパ節への転移などから決まります。

発生部位や深達度による分類

　大腸がんは大腸粘膜の細胞から発生しますが、その経過には、腺腫と呼ばれる良性腫瘍（ポリープ）が発がん刺激を受けてがん化したものと、正常粘膜から直接発生するもの（デノボがん）とがあります。また、発生部位によって、結腸がんと直腸がんに分けられます。

　発生したがん細胞は、徐々に大腸の壁の中に入り込んでいきます。入り込んだがんの深さ（深達度）により6段階に分けられ、がんが粘膜内や粘膜下層にとどまっている場合が早期がん、固有筋層より深くまで達している場合が進行がんです。

　さらにがんが広がっていくときには、大腸壁内に入り込む「浸潤」のほか、血液の流れに乗って肝臓や肺に転移する「血行性転移」、リンパ管やリンパ節への「リンパ行性転移」、腹膜に広がる「腹膜播種」など、いくつかの経路が見られます。

[デノボがん]
デノボは「de novo」と書き、ラテン語で「初めから」「新しく」「改めて」という意味。

0～Ⅳのステージ分類

　大腸がんの病期（ステージ）は、がんの深さ（深達度）、周辺組織への広がり（浸潤）、リンパ節転移、肝臓や肺などへの遠隔転移の有無などによって、0、Ⅰ、Ⅱ、Ⅲ、Ⅳ期に分類されます。このステージ分類は、治療方法を決めるうえで重要な判断材料となります。

■ 大腸がんの深達度（T）

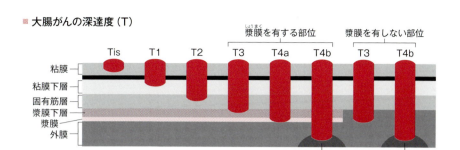

Tis ：がんが粘膜内にとどまり、粘膜下層に及んでいない。
T1 ：がんが粘膜下層までにとどまり、固有筋層に及んでいない。
T2 ：がんが固有筋層まで浸潤し、これを越えていない。
T3 ：がんが固有筋層を越えて浸潤している。
　　　漿膜を有する部位では漿膜下層までにとどまる。
　　　漿膜を有しない部位では、外膜までにとどまる。
T4a：がんが漿膜表面に露出している。
T4b：がんが直接他臓器に浸潤している。

早期がん：Tis、T1
進行がん：T2、T3、T4a、T4b

■ 大腸周辺のリンパ節

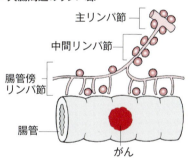

■ リンパ節転移の分類

分類	リンパ節転移の程度
N0	リンパ節転移が認められない
N1	腸管傍リンパ節と中間リンパ節の転移の総数が3個以下
N2	腸管傍リンパ節と中間リンパ節の転移の総数が4個以上
N3	主リンパ節または側方リンパ節に転移がある

■ 大腸がんの進行度（ステージ分類）

	遠隔転移なし			遠隔転移あり
	リンパ節転移なし	リンパ節転移あり		リンパ節転移を問わない
		N1	N2／N3	
Tis	0期			
T1a・T1b	Ⅰ期	Ⅲa期	Ⅲb期	Ⅳ期
T2	Ⅰ期			
T3	Ⅱ期			
T4a	Ⅱ期			
T4b	Ⅱ期			

大腸癌研究会編『大腸癌取扱い規約 第8版』（金原出版）より改変

大腸がんの治療1 ―治療の流れ―

大腸がんの治療法には、内視鏡治療、手術、放射線治療、化学療法があり、ステージや進行度に応じて治療方針が決められます。

早期なら内視鏡治療か手術

大腸がんと診断された後は内視鏡検査や注腸造影検査などの精密検査を行い、がんの深さや広がり具合などから判断したステージに応じて治療法を検討します。

大腸がんの場合、がんをすべて取り除くことができれば根治できる可能性が高いため、内視鏡治療や手術による切除が中心になります。

ステージ0～Ⅰ期の早期がんでは、がんの深さによって内視鏡治療か手術を選択することになります。粘膜内にがんがとどまっているならば、痛みが少なく身体への負担の少ない内視鏡治療を行います。

しかし、同じ早期がんでも、がんが粘膜下層深くに浸潤している場合には手術となります。さらに、リンパ節への転移や浸潤が認められれば、進行がんと同様にリンパ節郭清を行う必要があります。

[浸潤]
がんが大腸の正常な細胞内に入り込んで増殖すること。

[リンパ節郭清]
がんの周辺にあるリンパ節まで切り取ることで、大腸がんでは中間リンパ節まで切り取るD2郭清と主リンパ節まで切り取るD3郭清などに分けられる。

■ ステージ0～Ⅲ期の治療方針

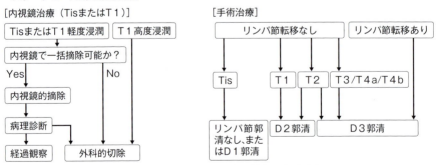

大腸癌研究会編『大腸癌治療ガイドライン医師用 2014年版』（金原出版）より一部改変

ステージⅡ～Ⅲ期では手術＋リンパ節郭清

　ステージⅡ～Ⅲ期では、腸管を切除する手術とリンパ節郭清を行います。浸潤やリンパ節転移の具合によっては、手術後に抗がん剤治療（補助化学療法）を行うこともあります。

ステージⅣ期では抗がん剤や放射線も

　がんが肝臓や肺、腹膜などの大腸から離れた臓器に転移しているステージⅣ期では、転移巣が切除可能かどうかで治療が変わります。大腸がんが少し進行し、肝臓や肺に転移していたとしても、転移したがんまですべて手術で切除できる時期ならば、根治が望めます。

　転移巣の切除ができない場合でも、原発巣による出血、貧血、穿孔（腸管に穴があくこと）などの合併症が見られる場合には原発巣の手術のみ行い、転移巣に対しては化学療法や放射線治療を行います。

　また、原発巣、転移巣ともに手術が行えない場合には、化学療法や放射線治療を選択することになります。

[原発巣と転移巣]
初めに大腸に発生したがんが原発巣、大腸から離れた臓器に転移したがんが転移巣。

■ **ステージⅣ期の治療方針と治療の流れ**

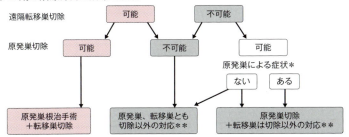

＊原発巣による症状とは、大出血、高度貧血、穿通・穿孔（腸管に穴があくこと）、狭窄（腸管が狭くなること）など。
＊＊切除以外の対応とは、原発巣緩和手術、化学療法、放射線療法、血行性転移に対する治療など。

大腸癌研究会編『大腸癌治療ガイドライン医師用 2014 年版』（金原出版）より一部改変

大腸がんの治療2 ―結腸がんの手術―

大腸の大部分を占める結腸にがんが発生した場合、ステージに応じて治療が選択されます。早期であれば内視鏡治療を行います。

ステージ0～Ⅰ期は内視鏡治療

0～Ⅰ期で、リンパ節転移がなく、粘膜下層浅層にとどまっている場合は、肛門から内視鏡を入れて大腸内を観察しながら病変を切除する内視鏡治療が行われます。

切除方法は、病変の大きさや形、部位などに応じて決まり、キノコのように茎がある腫瘍では、金属の輪を腫瘍の茎にかけて焼き切る「ポリペクトミー」を選択。このほか、「内視鏡的粘膜切除術（EMR）」「内視鏡的粘膜下層剥離術（ESD）」という切除方法があります。

[内視鏡的粘膜切除術（EMR）]
引っかける部分のない、平らな腫瘍を切除する方法。腫瘍の下に生理用食塩水を注入し、腫瘍を固有筋層から浮き上がらせてからスネアで締め付けて焼き切る（26ページ）。

■ ポリペクトミー

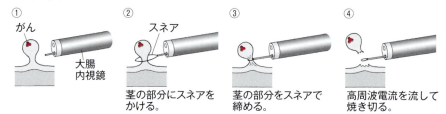

① 茎の部分にスネアをかける。
② 茎の部分をスネアで締める。
③ 高周波電流を流して焼き切る。

■ 結腸切除術とリンパ節郭清

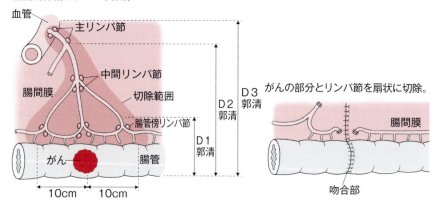

がんの部分とリンパ節を扇状に切除。

ステージごとの手術方法

　結腸がんでは、がんのできた腸管と隣接するリンパ節を切除する手術を行います。全身麻酔をしたうえで標準術式の開腹手術を行い、手術後に排泄機能などに障害が起こる心配はほとんどありません。

　手術の方法はステージによって異なります。

- ●ステージ0～Ⅰ期（T1a）　がんが大きく、内視鏡治療ができないときは開腹手術となります。腸管と同時に腸管傍リンパ節も切除します（D1郭清）。
- ●ステージⅠ期（T1b）　がんが腸壁の奥に達している場合は、結腸と中間リンパ節まで切除するD2郭清を行います。
- ●ステージⅡ期　結腸の切除と、血管の根元にある主リンパ節まで切除するD3郭清を行います。
- ●ステージⅢ期　手術の内容はⅡ期と同様で、切除したリンパ節に転移があるときは、切除後に化学療法を行います。
- ●ステージⅣ期　可能であれば、原発巣である結腸と、肝臓や肺などの転移巣の両方を切除します。転移巣が切除できない状況であれば、化学療法を中心とした手術以外の方法で治療します。

[内視鏡的粘膜下層剥離術（ESD）]
EMR同様に平らな腫瘍を切除する方法で、腫瘍の下に薬剤を注入しながら、電気メスで剥ぎ取るように切除する。

[開腹手術の傷]
開腹する傷の長さは切除する腸管の部位によって異なるが、みぞおちから恥骨近くまで15～20cmくらい切ることになる。

[吻合]
がん病巣を含む10cmほどの腸管を切除した後、残った腸管の両側をつなぎ合わせること。

■ 治療費用の目安（10割）麻酔・病理診断費を含む

- 内視鏡的粘膜切除術（EMR）
  - 治療費　…………　¥230,000
  - 入院費（3日間）……　¥310,000
- 結腸がん開腹手術
  - 治療費　…………　¥400,000
  - 入院費（9日間）……　¥650,000

※入院費には治療費が含まれます。

大腸がんの治療3 ―直腸がんの手術―

骨盤の奥に位置する直腸にできたがんの手術は、結腸がんに比べて難しいとされます。進行がんでは人工肛門造設が必要になることもあります。

できるかぎり排泄機能を残す手術

　早期の直腸がんの場合、直腸周辺の臓器や組織を傷つけないよう、がん病巣だけを切り取る手術が行われます。内視鏡治療も行われます。とくに、排便や排尿などの排泄機能をつかさどる骨盤内自律神経はできるだけ残す自律神経温存術を行います。

　しかし、がんが進行して直腸周辺の組織まで広がっているときは、直腸と一緒に自律神経も切除します。

場所や大きさに応じた手術方法

　内視鏡治療が困難な直腸がんでは、がんのできた場所や進行具合によって、いくつかの手術方法があります。
- 直腸局所切除術　肛門に近い部位にできた早期がんで行う手術。開肛器という器具で肛門を広げ、肛門からメスを入れて病変周辺の腸管を切除します。
- 前方切除術　開腹して直腸を切除し、結腸と残った直腸を自動吻合器で吻合。できる限り自律神経は温存します。
- 直腸切断術　直腸と一緒に肛門を切除する手術。

[直腸周辺の臓器]
直腸の周辺には、膀胱、子宮、前立腺などの臓器のほか、自律神経や肛門括約筋などの神経や筋肉がある。早期の場合、これらを傷つけないよう、リンパ節郭清も行わないことがある。

[骨盤内自律神経]
交感神経と副交感神経によって、直腸や膀胱、前立腺のはたらきを調節する自律神経。手術によってこの神経が切除されると、排便、排尿、性機能の障害が起こることがある。

■ 経肛門的直腸局所切除術

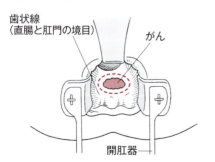
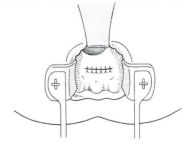

肛門からの操作だけでがんを切除する。

人工肛門を造設する手術

　肛門のすぐ近くにできたがんや進行がんでは、肛門も一緒に切除する直腸切断術を行います。その際、結腸の一部を腹部から出して、そこから便が出るようにする人工肛門（永久人工肛門）を造設する手術が同時に行われます。

　また、手術によって吻合した後で縫合不全を起こす危険性が高い場合など、吻合部よりも上の腸管に人工肛門（一時的人工肛門）を造設することがあります。一時的人工肛門は数か月経って縫合不全がないことが確認されたら閉鎖され、肛門から排泄できるようになります。

[自動吻合器]
ホッチキス式の針で、切除後に残った腸管をつなぎ合わせる専用の器具。この器具により肛門括約筋を温存できるようになり、人工肛門にしないで済むケースも増えた。

■ 前方切除術

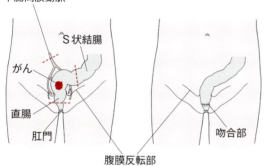

■ 直腸切断術

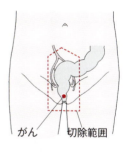

■ 治療費用の目安（10割）麻酔・病理診断費を含む

■直腸局所切除術
　治療費 ……………… ¥400,000
　入院費（9日間）…… ¥640,000

■直腸切断術
　治療費 ……………… ¥1,000,000
　入院費（18日間）…… ¥1,420,000

■前方切除術
　治療費 ……………… ¥1,020,000
　入院費（16日間）…… ¥1,400,000

■人工肛門造設術
　治療費 ……………… ¥185,000
　入院費（9日間）…… ¥425,000

※入院費には治療費が含まれます。

大腸がんの治療4 ―新しい低侵襲手術―

大腸がんの治療では、腹腔鏡下手術やロボット手術など、新しい医療技術を用いた低侵襲な（からだへの負担が少ない）手術を行う施設が増えています。

ステージⅠ～Ⅲで行われる腹腔鏡下手術

炭酸ガスや空気を入れて膨らませたおなかに数か所の孔をあけて、腹腔鏡（カメラ）と手術器具を挿入して行う手術です。開腹手術に比べて手術創が小さいためからだへの負担が軽減され、入院日数が1日程度短くなります。

カメラで術野を拡大して見ながら行う手術なので、開腹して行うよりも拡大した視野で操作が可能で、術後疼痛が少ないこと、手術後の傷跡が目立ちにくいといったメリットもあります。ただし、器具の操作には熟練性が必要なので、実績のある専門医や施設で行う必要があります。

腹腔鏡下手術の対象となるのは、かつては早期（0期かⅠ期）の大腸がんのみでしたが、現在ではⅡ期とⅢ期の大腸がんに対しても、外科医の習熟度と根治性に注意すれば適用が可能となりました。がんのできた腸管の切

■ 腹腔鏡下手術

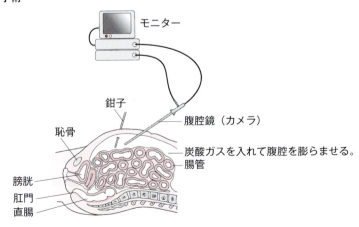

除はもちろん、リンパ節郭清(かくせい)を行うことも可能です。直腸がんに対して腹腔鏡下手術を行うこともありますが、まだ一般的ではありません。

最先端のロボット支援下手術

　腹腔鏡下手術と同じように、おなかにあけた孔にカメラと手術支援ロボット（ダビンチ）を挿入して行う手術です。少し離れたコンソールに座った術者がロボットを操作して手術を行います。

　ロボットのアームには7つの関節があり、人の手のように複雑な動きが可能で、鮮明な3D画像を見ながら手術することができます。自律神経を温存する場合など繊細な手術が可能になると期待されています。ただし、現状では臨床試験として行われており、自費診療となります。ロボット支援下手術も腹腔鏡下手術と同様に、標準術式である開腹手術に対するオプション術式という位置づけです。

[ダビンチ]
アメリカで開発されたロボット手術支援システム。カメラと3つの操作アームをもつロボット部、術者が操作するコンソール、画像モニターの3つのパーツから構成されている。日本では2009年11月に泌尿器科、婦人科、一般消化器外科、胸部外科を対象に薬事承認を受け、2012年4月に前立腺がんの全摘出術、2016年4月に腎部分切除について保険適用された。

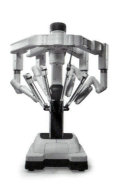
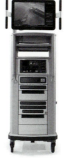
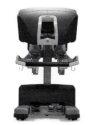

©Intuitive Surgical, Inc.

■ 治療費用の目安（10割）麻酔・病理診断費を含む

▪腹腔鏡下直腸前方手術	▪ロボット支援下手術
治療費　…………　¥1,120,000	治療費　…………　¥2,800,000
入院費（16日間）…　¥1,500,000	入院費（11日間）…　¥3,070,000

※入院費には治療費が含まれます。

大腸がんの治療5 ―化学療法など―

手術後に、補助的に化学療法を行うことで治癒率が向上します。一方、切除不能な大腸がんに対して使える抗がん剤の種類も増え、延命期間も延びています。

再発予防のための補助化学療法

手術後に、再発予防を目的に行われる補助化学療法は、リンパ節転移のあるⅡ期とⅢ期が対象となります。手術でがんを切除しても、リンパ節転移があると微小ながん細胞が残っていて再発する可能性が高いからです。

大腸がんで使われる抗がん剤は、5フルオロウラシル（5-FU）が基本で、ホリナートカルシウム（ロイコボリンなど）を併用して6か月間点滴します。テガフール・ウラシル配合剤（UFT）やカペシタビンなどの経口抗がん剤を6か月～1年間服用する方法もあります。

副作用対策も進歩したため、外来通院での化学療法が可能です。

[FOLFOX療法]
フォリン酸（FOLinic acid、一般名ホリナートカルシウム）とフルオロウラシル（Fluorouracil）、オキサリプラチン（OXaliplatin）の3剤を組み合わせる化学療法。

[FOLFIRI療法]
フォリン酸（FOLinic acid）、フルオロウラシル（Fluorouracil）、イリノテカン（IRInotecan）の3剤を組み合わせる化学療法。

■ 化学療法などに使われる薬剤の種類

作用による分類	一般名（商品名）	使い方
代謝拮抗薬	5フルオロウラシル（5-FU）	点滴
	テガフール・ウラシル配合剤（UFT）	経口
	カペシタビン（ゼローダ）	経口
	テガフール・ギメラシル・オテラシル（TS-1、S-1）	経口
	トリフルリジン・チピラシル（ロンサーフ）	経口
フルオロウラシル剤の効果を高める	ホリナートカルシウム（ロイコボリン、ロイコボリンカルシウム、ユーゼル）	点滴、経口
トポイソメラーゼ阻害薬	イリノテカン（カンプト、トポテシン）	点滴
白金製剤	オキサリプラチン（エルプラット）	点滴
分子標的薬	ベバシズマブ（アバスチン）	点滴
	セツキシマブ（アービタックス）	点滴
	パニツムマブ（ベクティビックス）	点滴
	レゴラフェニブ（スチバーガ）	点滴

切除できない場合の化学療法

　手術ですべてのがんを取り切ることができない場合や、転移や再発があって再手術が難しい場合、化学療法が行われます。FOLFOX療法（フォルフォックス）やFOLFIRI療法（フォルフィリ）と分子標的薬を併用することが標準的治療で、1～2年間の延命が可能になることが証明されています。

　2007年以降は、体内の特定の分子だけを攻撃する分子標的薬が承認され、化学療法に使われるようになりました。

補助的な放射線治療

　手術による直腸がんの切除が難しいときに、放射線治療を行うことがあります。手術の補助療法として行う場合は、手術前にがんを小さくして人工肛門になることを避けたり、手術後に骨盤内での再発を防ぐことが目的ですが、その効果は限定的です。

　また、手術ができないほど進行している場合に、痛みや出血などの症状を抑えるために行うこともあります。

[CVポート(リザーバー)]
抗がん剤を持続的に投与するための機器。持続静脈投与は、抗がん剤によって2～48時間もかかるため、心臓に近い大静脈にカテーテルを挿入し、皮下に埋め込んだ挿入口（ポート）から点滴薬を注入できるようにする。こうすれば、携帯型ポンプを使って動きながらでも点滴ができる。カテーテルとポートの埋め込みには、局所麻酔による簡単な手術が必要となる。

■ おもな治療費用の目安（10割）CVポート留置代￥160,000を含まず

■術後補助化学療法
〈155cm・50kg〉～〈170cm・60kg〉
FOLFOX療法（2週間）
‥‥‥‥￥47,000～49,000
FOLFIRI療法（5週間）
‥‥‥‥￥30,000～31,000
UFT＋ユーゼル（5週間）
‥‥‥‥￥228,000～237,000
カペシタビン単独（2週間）
‥‥‥‥￥61,000～71,000

■切除できない場合の化学療法
FOLFOX＋ベバシズマブ（2週間）
‥‥‥‥￥173,000～175,000
FOLFOX＋セツキシマブ（2週間）
‥‥‥‥￥416,000～490,000

■放射線治療
治療費（25回／50Gy）
‥‥‥‥‥‥‥‥‥￥480,000

※抗がん剤は体表面積（身長と体重から計算する）に応じて投与量が決まります。そのため同じ薬剤でも、からだの大きさによって費用が異なることがあります。

大腸がんの治療費

大腸がんのステージや進行度によって、さまざまな治療を組み合わせることがあります。ここでは具体的な事例と治療費費用を紹介します。

■ 治療内容チェックリスト

治療費シミュレーションの前に治療内容を確認

■ 手術
　□ 内視鏡治療（ポリペクトミー）
　□ 内視鏡的粘膜切除術（EMR）
　□ 内視鏡的粘膜下層剥離術（ESD）
　□ 結腸切除術
　□ 経肛門的直腸局所切除術
　□ 前方切除術
　□ 直腸切断術
　□ 人工肛門造設術
　□ 腹腔鏡下手術
　□ ロボット支援手術

■ 化学療法
　□ FOLFOX 療法（　　　週間）
　□ FOLFIRI 療法（　　　週間）
　□ UFT 単独内服（　　　週間）
　□ TS-1 単独内服（　　　週間）

□ UFT ＋ユーゼル（　　　週間）
□ カペシタビン単独内服（　　　週間）
□ FOLFOX ＋ベバシズマブ（　　　週間）
□ FOLFIRI ＋セツキシマブ（　　　週間）
□ ジェネリック使用

■ その他の治療
　□ 術前放射線治療
　□ 緩和手術
　□ 緩和ケア

■ 入院期間　（　　　）日間予定

このほか、入院中の食事代や病衣代などがかかります。

■ 事例1：Aさん（身長170cm、体重70kg）

結腸がん、ステージⅢa期

◆ 治療の内容
開腹結腸切除術＋リンパ節郭清＋術後化学療法
術後化学療法はカペシタビン（ゼローダ）単独内服6か月〈1日2回、14日連続投与＋7日間休薬を7サイクル〉

	10割	3割
手術（入院）	¥1,500,000	¥450,000
術後化学療法（外来7回）	¥560,000	¥168,000
費用総額	¥2,060,000	¥618,000

■ 事例2：Bさん（身長170cm、体重70kg）
直腸がん、ステージⅠ期
◆治療の内容
内視鏡的粘膜下層剝離術（ESD）＋腹腔鏡下直腸低位前方切除術（深達度T1bのため、追加腸切除）＋リンパ節郭清。術後化学療法はなし。
術後5年間は定期通院（術後3年までは3か月ごとに血液検査、6か月ごとにCT検査。術後3年以降は6か月ごとに血液検査＋CT検査）

	10割	3割
手術（入院）	¥1,500,000	¥450,000
定期通院（術後1年目）	¥93,200	¥27,960
定期通院（術後2年目）	¥93,200	¥27,960
定期通院（術後3年目）	¥93,200	¥27,960
定期通院（術後4年目）	¥76,600	¥22,980
定期通院（術後5年目）	¥76,600	¥22,980
費用総額	¥1,932,800	¥579,840

■ 事例3：Cさん（身長170cm、体重70kg）
直腸がん、ステージⅢb期
◆治療の内容
開腹直腸低位前方切除術＋リンパ節郭清＋術後化学療法
術後化学療法はFOLFOX療法6か月〈2週間1サイクルを12回〉

	10割	3割
手術（入院）	¥2,000,000	¥600,000
術後化学療法（外来12回）	¥1,720,000	¥516,000
費用総額	¥3,720,000	¥1,116,000

肺がん

肺がんのリスク要因は喫煙

　肺がんの原因といえば、喫煙です。日本では、喫煙が原因の肺がんは男性で68％、女性で18％とされており、喫煙者のリスクは非喫煙者に対して男性で4.5倍、女性で4.2倍です（厚生労働省多目的コホート研究）。

　また、1日に吸うたばこの本数が多いほど、肺がんになる確率は高くなります。まったく吸わない人に比べて、1日に40〜59本吸う人は4.8倍、60本以上吸う人では6.4倍にもなるのです。

　たばこを吸わない女性の肺がんでは肺腺がんが多く、8割以上を占めます。また、肺腺がんにかかった人を対象とした解析では、夫からの受動喫煙のあるグループは受動喫煙のないグループに比べて、肺腺がんにかかるリスクが約2倍高いことがわかっています。

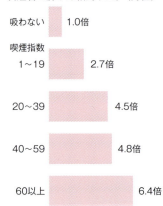

■ 喫煙者の肺がん相対リスク（男性）

（喫煙指数＝1日の喫煙箱数×喫煙年数）
厚生労働省多目的コホート研究（1990年〜継続中）

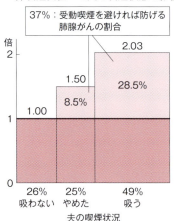

■ 非喫煙女性への夫の喫煙状態の影響

37％：受動喫煙を避ければ防げる肺腺がんの割合

夫の喫煙状況
厚生労働省 多目的コホート研究

女性の喫煙率と肺がんが増加

肺がんの罹患率、死亡率ともに、40歳代後半から増え始め、高齢になるほど高くなります。死亡率は1960年代から80年代に急増し、90年代後半から男女とも横ばいになりました。しかし、がんで亡くなった人の部位別統計では、肺がんは男性で1位、女性で2位となっています。

男女別では、罹患率、死亡率ともに、男性のほうが女性より3～4倍ほど高いとされています。

しかし、近年、女性の罹患率が増えています。男性の喫煙率が著しく下がっている一方、女性の喫煙率はゆるやかな減少傾向を示しているにもかかわらず、罹患率は増えているのです。

さらに、女性は男性に比べてたばこの害を受けやすく、受動喫煙により肺がんになりやすいという報告もあります。

たばこ以外のリスク要因

たばこを吸う人でも、遺伝子素因により発がんリスクが違うことがわかっています。環境要因としては、飲料水中のヒ素、アスベスト、シリカ、クロム、コールタール、放射線などの曝露のほか、燃焼により生じた煙などの空気汚染も肺がんのリスク要因だとされています。

■ 肺がんの発生部位

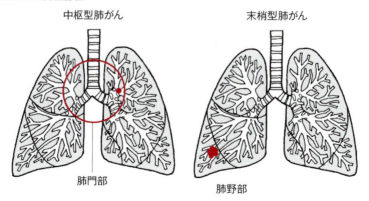

肺がんの検査

肺がん検診で「肺がんの疑いあり」と診断されたら、がんの有無を調べる検査、病理検査で確定診断となります。

検査と診断の流れ

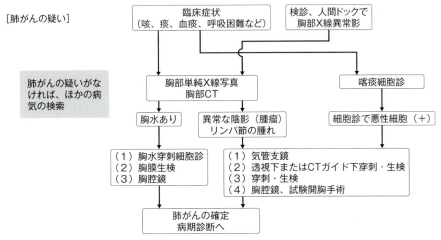

西日本がん研究機構（WJOG）編集『よくわかる肺がんQ&A　第4版』（金原出版）より

早期発見のための肺がん検診

　肺がんの集団検診で行われるのは、短時間で多くの人を調べることができる胸部X線検査です。検査を受ける人の負担も少なくて済みます。肺野部を広く撮影することができる一方、気管や骨、心臓、血管などに隠れて写りにくい部分があり、小さながんを発見しにくいというデメリットがあります。

　同じように集団検診で行われる喀痰細胞診では、痰を採取して顕微鏡で調べます。この検査は肺門部にできたがんを発見するのに有効ですが、肺末梢部のがんを発見することができません。

［胸部X線検査］
集団検診で異常が認められた場合、精度の高い胸部X線撮影で再検査を行うことがある。

［喀痰細胞診］
痰の中にこぼれ落ちたがん細胞を調べる検査で、3日分の痰を採取して調べる。この検査で異常がなかったとしても、肺がんでないとは言い切れない。

小さながんを見つけるCT検査

　胸部X線検査で異常が見られた場合には、胸部CT検査でより詳しく調べます。X線では写らないような淡い影でも映り、気管や心臓の裏にあってもがんを見つけることができます。

確定診断のために行う検査

　X線検査やCT検査で肺がんを疑う結果が出たら、確定診断のために精密検査を行います。胸水がたまっているような場合には、胸水を採取して細胞診で調べます。

● **気管支鏡検査**　内視鏡を口から挿入し、気管支の粘膜などを観察するほか、肺から直接組織や細胞を採取して調べます。検査前にのどに局所麻酔薬を噴霧します。

● **穿刺・生検**　CTなどでからだの外から肺の中のようすを見ながら、肋骨の間から細い針を差し込み、細胞や組織を採取します。採取した細胞を病理診断します。

● **胸腔鏡検査**　胸にあけた小さな孔から内視鏡を入れて、直接肺を観察する検査です。

がんの広がりを調べる検査

　肺がんはほかのがんに比べて転移しやすいといわれているため、脳や骨、副腎などへの転移がないかどうかを調べます。CT、MRI、骨シンチグラフィ、PETなどの画像診断のほか、腫瘍マーカーも調べます。

[胸水]
がんが進行して胸膜に浸潤し、毛細血管の損傷や胸膜の炎症により、胸腔に体液が異常にたまった状態。胸水がたまると、呼吸困難や胸痛といった症状が現れる。

[骨シンチグラフィ]
放射性物質（アイソトープ）を静脈内に注射し、その分布を撮影して骨転移の有無を調べる。

■ 検査費用の目安（10割）

- 胸部X線検査⋯⋯⋯¥2,900
- 胸部CT検査⋯⋯⋯¥16,000
- 喀痰細胞診検査⋯⋯⋯¥5,500
- 気管支鏡検査⋯⋯⋯¥30,000
- 穿刺・生検⋯⋯⋯¥65,000
- 胸腔鏡検査⋯⋯⋯¥70,000

肺がんの病期（ステージ）

肺がんの病期（ステージ）は、がんの大きさやリンパ節転移の程度、転移の有無などから、0～Ⅳ期に分類されます。

TNM分類で病期が決まる

胸部X線検査や喀痰細胞診検査などでがんの疑いがあった場合、気管支鏡検査などでがん細胞の有無を確認します。がんの大きさや広がりを調べるCTやMRIなどは、病期を決めるうえでとても重要な検査です。

肺がんの病期は、原発巣の大きさや周辺組織との関係（T）、リンパ節転移の程度（N）、原発巣以外の肺転移や胸水、遠隔転移の有無（M）という3つの因子から決まり、0期、Ⅰ期（ⅠA、ⅠB）、Ⅱ期（ⅡA、ⅡB）、Ⅲ期（ⅢA、ⅢB）、Ⅳ期に分かれます。0期の前に、痰の中にがん細胞が見つかったものの、病巣が見えないほどごく早期のがんを「潜伏がん」と呼ぶこともあります。

治療方法を決めるときは病期に加えて、組織型（小細胞がん、非小細胞がん）、遺伝子変異なども考慮します。

[原発巣]
最初にがんになった病原部。

[0期]
上皮内がんとも呼ばれる。気管支の内面を覆う粘膜の中のみにがんがとどまっている状態。

■ 肺がんの転移しやすい部位

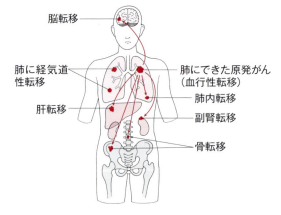

脳転移／肺に経気道性転移／肝転移／肺にできた原発がん（血行性転移）／肺内転移／副腎転移／骨転移

[経気道性転移]
肺の下葉などにできたがんが、呼吸するときの息によって上葉やとなりの肺の下葉に転移すること。肺がんに特異的に見られる。

肺がんの転移の特徴

肺がんはほかのがんに比べて転移・再発しやすいといわれています。転移の経路としては、血液による「血行性転移」、リンパ液による「リンパ行性転移」、空気の通り道（気道）に沿って広がる「経気道性転移」の3つがあります。

[播種]
がん細胞が、植物の種子をばらまいたように広がることで、胸膜播種ではがん細胞が胸膜を突き抜けて胸腔の中全体に多数の微小転移巣ができる。

■ 肺がんのT分類

T1 ：腫瘍の最大径が3cm以下で、肺か臓側胸膜に覆われている。主気管支に及んでいない
　T1a：腫瘍の最大径が2cm以下
　T1b：腫瘍の最大径が2cmを超え3cm以下
T2 ：腫瘍の最大径が3cmを超え7cm以下。または以下のいずれか
　　・主気管支に及ぶが気管分岐部より2cm以上離れている
　　・臓側胸膜に浸潤
　　・肺門まで連続する無気肺か、閉塞性肺炎があるが片肺全体には及んでいない
　T2a：腫瘍の最大径が3cmを超え5cm以下
　T2b：腫瘍の最大径が5cmを超え7cm以下
T3 ：腫瘍の最大径が7cmを超え、胸壁・横隔膜・横隔神経・縦隔胸膜・心膜のいずれかに直接浸潤している、主気管支への浸潤が気管分岐部から2cm未満、片肺全体が無気肺や閉塞性肺炎になっている、原発巣と同一肺葉内に腫瘍結節が散在
T4 ：腫瘍の大きさを問わず、縦隔、心臓、大血管、気管、反回神経、食道、椎体、気管分岐部へ浸潤している、あるいは原発巣と同側の異なった肺葉に腫瘍結節が散在

日本肺癌学会編『EBMの手法による肺癌診療ガイドライン2015年版』肺癌のTNM分類を改変

■ 肺がんの病期（ステージ）

	遠隔転移なし（M0）				他臓器（対側の肺、骨、脳、肝臓など）への遠隔転移がある、または悪性胸水など（M1）
	リンパ節への転移なし（N0）	同側の気管支周囲および（または）同側の肺門・肺内リンパ節への転移で原発腫瘍の直接浸潤（N1）	同側縦隔および（または）気管分岐部リンパ節への転移（N2）	対側縦隔・対側肺門、同側あるいは対側の前斜角筋、鎖骨上窩リンパ節への転移（N3）	
T1a、T1b	ⅠA期	ⅡA期	ⅢA期	ⅢB期	Ⅳ期
T2a	ⅠB期	ⅡA期	ⅢA期	ⅢB期	Ⅳ期
T2b	ⅡA期	ⅡB期	ⅢA期	ⅢB期	Ⅳ期
T3	ⅡB期	ⅢA期	ⅢA期	ⅢB期	Ⅳ期
T4	ⅢA期	ⅢA期	ⅢB期	ⅢB期	Ⅳ期

日本肺癌学会編『EBMの手法による肺癌診療ガイドライン2015年版』全体樹形図を改変

肺がんの治療1 ―治療の流れ―

肺がんでは、がんの種類（組織型）、病期、患者さんの年齢や体力、合併症などを考慮して、治療方針を検討します。

小細胞がんと非小細胞がん

肺がんの治療法を決めるときには、病期や年齢などと並んで、組織型が重視されます。肺がんは小細胞がんと非小細胞がんに分類され、肺がんの10～15％程度を占める小細胞がんのほうが悪性度は高いとされています。手術ではなく、化学療法や放射線治療が行われます。

非小細胞がんは肺がんの85～90％程度で、早期であれば手術を中心に行い、病期に応じて化学療法や放射線療法を併用します。また、非小細胞がんは腺がん、扁平上皮がん、大細胞がんといった組織型でも分類されます。

Ⅰ～Ⅱ期の非小細胞がんは手術が中心

肺がんの治療には、手術、化学療法、放射線療法の3つがあり、Ⅰ～Ⅱ期の早期であれば、手術が標準治療と

[標準治療]
多くの臨床研究から検討された、現時点でもっとも効果的だと考えられる治療法で、がん治療のガイドラインに記載されている。

■ 組織型による分類

組織型		特徴	治療法
小細胞がん		喫煙との関係が大きい。 増殖のスピードが速い。 転移しやすい。 発見時に転移していることも多い。	化学療法、放射線療法併用に対する感受性が高い（効果が強い）。
非小細胞がん	腺がん	女性に多い。 自覚症状が出にくい。 喫煙歴のない人にも発生することがある。 EGFR、ALKなどの遺伝子異常が多い。	病期により異なる。
	扁平上皮がん	男性に多い。 喫煙との関係が大きい。 肺がんの中では咳や血痰などの自覚症状が現れやすい。	病期により異なる。
	大細胞がん	小細胞がんと同じような性質のものもある。	病期により異なる。

■ 小細胞がんの治療決定までの流れ

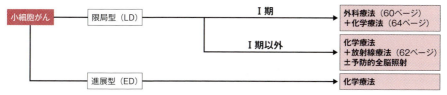

■ 非小細胞がんの治療決定までの流れ

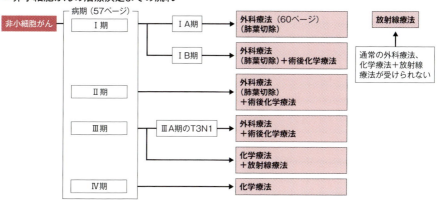

なります。ⅠB〜ⅡB期では、手術後に補助化学療法を行う場合もあります。

Ⅲ期の治療

Ⅲ期では、放射線治療と化学療法を組み合わせた治療が標準治療です。これらの病期でも手術を行うことはありますが、その場合でも、再発・転移を予防するために術後化学療法を行います。

Ⅳ期の治療

病期が進み、悪性胸水や胸膜播種、遠隔転移が見られる場合は、手術や放射線治療は行わず、化学療法や緩和療法により進行を遅らせてQOL（生活の質）を高めることを目指します。

［悪性胸水］
胸膜内にたまった胸水にもがん細胞が見られること。

［緩和療法］
痛みや呼吸困難などの症状を緩和するための治療。薬などを使って痛みを和らげることで、できるだけ元気に日常生活を送ることを目的とする。肺がんによる呼吸困難に対しては、酸素吸入を行う。

肺がんの治療２ ―手術―

肺がんでは、ⅠA、ⅠB、ⅡA、ⅡB期とⅢAの一部の非小細胞がん、手術可能なⅠA、ⅠB期の小細胞がんに対して手術を行います。

標準的な手術

非小細胞がんのⅠ～Ⅱ期に行われる標準根治手術（肺葉切除術）では、右肺の上葉・中葉・下葉、左肺の上葉・下葉のうち、がんのある肺葉を切除します。一部の肺葉を失っても、ほかの肺葉が機能するので、それまでと同じように呼吸することができます。

がんが気管支や太い血管まで広がっている場合には、左右どちらかの肺全体を切除することもあります。

できるだけ残す縮小手術

非小細胞がんのⅠ期で、ごく早期ならば、肺葉の一部分のみを切除する縮小手術が行われることがあります。

縮小手術は最小限しか切除しないため、できるだけ肺を温存でき、手術後の呼吸機能低下が少なくて済むとされています。ただし、再発のリスクもあるため、適応となるのは一部の患者さんです。

[肺葉]
肺は左右に１つずつあり、右肺には上葉、中葉、下葉、左肺には上葉、下葉という５つの肺葉がある。右肺と左肺の間の「縦隔」には、心臓や大動脈、食道、気管、リンパ節などがある。

[手術後の呼吸機能低下]
開胸手術による痛みや麻酔の影響で息苦しく感じることがある。呼吸リハビリテーションを手術前から始めることで、呼吸機能を回復する。

■ 標準根治手術（肺葉切除術）

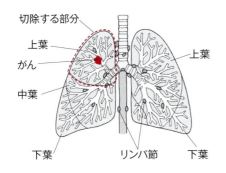

■ 縮小手術（区域切除術、くさび状切除術）

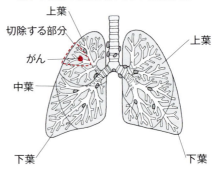

> **Column** レーザー照射治療
>
> 肺の入り口の太い気管支（肺門部）にできた早期がんに対しては、レーザー照射という治療を行うことがあります。光線力学的治療法（PDT）は光感受性物質ががんに集まる仕組みを利用して、その部分にレーザーを照射して治療します。開胸や肺切除をしないため、からだへの負担が少ない治療です。しかし、適応となるのはごく一部の患者さんです。

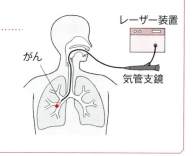

早期ならば胸腔鏡手術も

　リンパ節転移のない早期がんに対しては、胸腔鏡手術を行うことがあります。胸に数か所の孔をあけ、胸腔鏡と手術器具を挿入して行う胸腔鏡手術は、開胸手術に比べて身体的負担が少ないとされています。

　リンパ節郭清もできますが、不十分になる可能性があり、再発や転移のリスクもあります。

肺がんのリンパ節郭清

　肺がんはリンパ液に乗ってがん細胞が運ばれるリンパ行性転移が多いため、手術ではリンパ節郭清を行います。

　肺周辺は、肺内、肺門、縦隔などたくさんのリンパ節があり、原発巣に近いリンパ節を切除します。

■ 治療費用の目安（10割）

■肺葉切除術
　治療費　…………　¥1,199,900
　入院費（14日間）…　¥2,010,000

■くさび状切除術
　治療費　…………　¥1,120,000
　入院費（11日間）…　¥1,540,000

■胸腔鏡手術
　治療費　…………　¥880,000
　入院費（5日間）…　¥1,130,000

※入院費には治療費が含まれます。

肺がんの治療3 ―放射線治療―

肺がんに対する放射線治療は、目的に応じて、根治的治療、緩和的治療、予防的治療の3つがあります。

目的別に行う放射線治療

　放射線治療は、からだの外から高エネルギーのX線（放射線）を照射して、がんを小さくします。肺がんで根治的放射線治療が標準治療となるのは、小細胞がんの限局型、非小細胞がんのⅠ～Ⅲ期で手術ができない場合などです。

- **根治的治療**　1日1回の照射を毎日（週5日）、5～6週間継続することで、がん病巣のみを集中的に攻撃します。
- **緩和的治療**　がんの痛み、気道や食道の圧迫による症状などを取り除くために病巣部に照射します。
- **予防的治療**　小細胞がんでは、脳転移による再発を防ぐために脳に照射することがあります。

放射線治療の副作用

　放射線治療はがん細胞を局所的に攻撃する治療であるため、ほかの治療法に比べてからだへの負担が少ないといわれています。しかし、肺臓炎、食道炎、皮膚炎など、照射部位周辺で副作用が起こることがあります。

[肺臓炎]
肺が炎症を起こし、咳や痰、息切れなどの症状が見られる。これらの症状のほか、低酸素血症をともなう場合には、ステロイド剤で治療する。

[食道炎]
食道の粘膜の炎症により、胸焼け、食べ物が喉につかえる、食道の痛みなどの症状が見られる。症状が強いときは、鎮痛薬などが処方される。

[皮膚炎]
照射した部分の皮膚が炎症を起こす。痒みや赤み、皮がむけるなどの症状がある場合は、軟膏剤を使用する。

Column　粒子線治療

陽子線や重粒子線（重イオン）による粒子線治療では、一定の深さでエネルギーを出す性質をいかし、正常なほかの細胞への傷害を減じて、病巣に集中して照射します。病期やがんのタイプによって、1回照射、4回照射、16回照射などが行われます。高度先進医療の適応となるのは非小細胞がんで、小細胞がんは対象外です。

新しい放射線治療

　より集中してがん病巣に照射することができ、治療効果を高めるとともに副作用を軽減するような放射線治療法が開発されています。

　多方面から照射する「定位放射線照射」では、患者さんのからだを固定して、呼吸をコントロールしたうえで、正確に病巣に集中して照射します。

　また、細いチューブを内視鏡で気管支に挿入し、その中に小さな放射線源を挿入して腔内から照射する「腔内照射」という治療が試験的に行われています。

[Gy（グレイ）]
放射線の吸収線量の単位。1kgあたり1J（ジュール）の放射線のエネルギーを吸収するときの線量が1Gyとなる。

■ 定位放射線照射

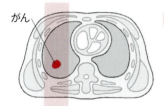
がん
従来の放射線治療

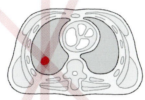
定位放射線照射

従来の放射線治療は、がんでない部位にも放射線が照射されてしまい、副作用の原因となっていた。
定位放射線照射では多方向から放射線を集中するため、副作用を軽減しつつ大線量の放射線を照射できる。

■ 治療費用の目安（10割）

■根治的放射線治療
治療費（30回／60Gy）
・・・・・・・・・・・・・・・・・・¥430,300
入院費（6週間）・・・・・¥1,510,000

■緩和的放射線治療
治療費（10回／30Gy）
・・・・・・・・・・・・・・・・・・¥185,000
外来で10日間通院

■予防的放射線治療
治療費（10回／25Gy）
・・・・・・・・・・・・・・・・・・¥185,000
外来で10日間通院

■定位放射線照射
治療費・・・・・・・・・・・・・¥630,000
入院費（7日間）・・・・・¥800,000

※入院費には治療費が含まれます。

肺がんの治療4 ─化学療法─

肺がんの化学療法は、がんの種類や病期に応じて、手術や放射線治療との併用、または抗がん剤単独での治療となります。

全身療法としての化学療法

抗がん剤は血液に乗って全身を巡るため、肺の原発巣（げんぱつそう）だけでなく、肺から広がったがんや遠隔転移したがんに対しても治療効果が期待できます。

非小細胞がんの化学療法

非小細胞がんの早期では手術が基本ですが、ⅠB～ⅢA期では補助的に術後化学療法を行います。ⅠB期ではテガフール・ウラシル配合剤（UFT）、その他はシスプラチンとビノレルビンの併用が一般的です。

手術のできないⅢB期の一部やⅣ期では、シスプラチンかカルボプラチンに別の抗がん剤を組み合わせたプラチナ併用療法。EGFR遺伝子に変異が見られる場合は、分子標的薬のゲフィチニブなどが選択されます。

[抗がん剤の副作用]
抗がん剤はがん細胞以外の正常な細胞にも影響することから副作用が現れる。吐き気や嘔吐、口内炎、発熱、貧血、脱毛、神経症状など、さまざまな症状がみられる。こうした症状を抑える薬剤も増えている。

[分子標的薬の副作用]
分子標的薬でも抗がん剤と同様の副作用が現れるほか、高血圧や血栓塞栓症、間質性肺炎など、重篤な症状がみられることがある。

■ 薬物療法に使われる薬剤の種類

作用による分類	一般名（商品名）	使い方
白金製剤	シスプラチン（ブリプラチン、ランダ、ブラトシン）	点滴
	カルボプラチン（パラプラチン）	点滴
	ネダプラチン（アクプラ）	点滴
微小管阻害薬	パクリタキセル（タキソール）	点滴
	ドセタキセル（タキソテール）	点滴
	ビノレルビン（ナベルビン）	点滴
トポイソメラーゼ阻害薬	イリノテカン（カンプト、トポテシン）	点滴
	エトポシド（ベプシド、ラステット）	点滴
	アムルビシン（カルセド）	点滴
代謝拮抗薬	ゲムシタビン（ジェムザール）	点滴
	ペメトレキセド（アリムタ）	点滴
	テガフール・ウラシル配合剤（UFT）	経口
分子標的薬	ゲフィチニブ（イレッサ）	経口
	エルロチニブ（タルセバ）	経口
	ベバシズマブ（アバスチン）	点滴

■ 化学療法の進め方の例
● イリノテカン・シスプラチン療法（小細胞がん）

1日目	3時間半後	2、3日目	8日目	15日目	16日目 ── 29日目
イリノテカン点滴（90分） 生理食塩水点滴（2時間）	シスプラチン＋生理食塩水点滴（90分）	生理食塩水などを点滴	イリノテカン点滴（90分）	イリノテカン点滴（90分）	2週間休薬

＊このサイクルを4週ごとに4サイクル繰り返します。

小細胞がんの化学療法

　非小細胞がんに比べて抗がん剤の治療効果が高いとされる小細胞がんは、限局型と進展型とで異なる治療を行います。限局型では放射線療法と併せて、シスプラチンとエトポシドという抗がん剤を使います。

　進展型では、シスプラチンもしくはカルボプラチンとイリノテカンまたはエトポシドの併用による化学療法のみ行います。

分子標的薬での治療

　非小細胞がんでは、がんの増殖や転移にかかわる特定の分子を標的とした分子標的薬を使うことがあります。EGFR阻害薬のゲフィチニブ、ALK阻害薬のクリゾチニブ、血管新生阻害薬であるベバシズマブが代表的です。

［新しい分子標的薬］
分子標的薬は新薬の開発がさかんに行われ、アレクチニブ、ニボルマブ、オシメルチニブなどが承認を受けている。

■ おもな治療費用の目安（10割）

■非小細胞がんの術後補助化学療法
〈155cm・50kg〉～〈170cm・60kg〉
UFT単独（1年間）
・・・・・・・・・・・・・・・・・・・・・・・・・・・ ¥355,000
シスプラチン＋ビノレルビン（4週間）
・・・・・・・・・・・・・・・・・・ ¥30,000～38,000
カルボプラチン＋ペメトレキセド（4週間）
・・・・・・・・・・・・・ ¥332,000～376,000
カルボプラチン＋ペメトレキセド＋ベバシズマブ（4週間）・・・・¥650,000～749,000

ゲフィチニブ単独（4週間）
・・・・・・・・・・・・・・・・・・・・・・・・・・・ ¥188,000

■小細胞がんの術後補助化学療法
〈155cm・50kg〉～〈170cm・60kg〉
シスプラチン＋エトポシド（4週間）
・・・・・・・・・・・・・・・・・・ ¥30,000～32,000

※抗がん剤は体表面積（身長と体重から計算する）に応じて投与量が決まります。そのため同じ薬剤でも、からだの大きさによって費用が異なることがあります（UFTとゲフィチニブは体重による用量の差がありません）。

肺がんの治療費

肺がんのステージや進行度によって、さまざまな治療を組み合わせることがあります。ここでは具体的な事例と治療費費用を紹介します。

■ 治療内容チェックリスト

治療費シミュレーションの前に治療内容を確認

■ 手術
- □ 標準根治手術（肺葉切除術）
- □ 一側肺全摘徐術
- □ 区域切除術
- □ くさび状切除術
- □ 胸腔鏡手術
- □ レーザー照射治療

■ リンパ節郭清
- □ D１郭清
- □ D２郭清
- □ D３郭清

■ 放射線治療
- □ 外部照射（　　Gy　　回）
- □ 定位放射線照射（　　Gy　　回）
- □ 粒子線治療（　　回）
- □ その他

■ 化学療法
- □ シスプラチン＋イリノテカン療法（　　週間）
- □ シスプラチン＋エトポシド療法（　　週間）
- □ シスプラチン＋ビノレルビン療法（　　週間）
- □ カルボプラチン＋ペメトレキセド療法（　　週間）
- □ UFT単独（　　週間）
- □ カルボプラチン＋ペメトレキセド＋ベバシズマブ療法（　　週間）
- □ ドセタキセル単独（　　週間）
- □ ゲフィニチニブ単独（　　週間）
- □ ジェネリック使用

■ その他の治療
- □ 緩和手術
- □ 緩和ケア

■ 入院期間（　　）日間予定

このほか、入院中の食事代や病衣代などがかかります。

■ 事例１：Ａさん（身長170cm、体重60kg）

非小細胞がんⅢＢ期

◆ 治療の内容

放射線療法（60Gy）＋化学療法（シスプラチン＋ビノレルビン）〈４週間１サイクル×４回（初回は58日間入院、その後11日間入院×２回）〉

退院後１年間は月１回の定期検査（血液、胸部Ｘ線）

	10割	3割
放射線治療＋化学療法（入院3回）	¥3,052,820	¥915,846
定期検査（12回）	¥372,000	¥111,600
費用総額	¥3,424,820	¥1,027,446

■ 事例2：Bさん（身長170cm、体重60kg）

非小細胞がんⅡ期

◆ 治療の内容

肺葉切除術（7日間入院）＋術後化学療法（シスプラチン＋ビノレルビン）〈3週間1サイクル×4回（そのうち7日間入院）〉
退院後半年は月1回の定期検査（血液、胸部X線）、その後は退院後3年まで、3か月に1回の定期検査

	10割	3割
手術（入院）	¥1,590,000	¥477,000
術後化学療法（入院）	¥310,000	¥93,000
術後化学療法（外来3回）	¥198,000	¥59,400
術後定期検査（退院後半年まで3回）	¥71,100	¥21,330
術後定期検査（退院後半年以降3年まで10回）	¥257,000	¥77,100
費用総額	¥2,426,100	¥727,830

■ 事例3：Cさん（身長170cm、体重60kg）

腺がんⅣ期

◆ 治療の内容

化学療法（シスプラチン＋ペメトレキセド）〈3週間1サイクル×4回〉
退院後1年間は3週間ごとに、外来で化学療法（ペメトレキセド）と定期検査（血液、胸部X線）。効果があるうちは継続

	10割	3割
化学療法（入院4回）	¥800,000	¥240,000
化学療法＋定期検査（外来17回）	¥7,000,000	¥2,100,000
費用総額	¥7,800,000	¥2,340,000

■ 事例4：Dさん（身長170cm、体重60kg）

小細胞がん（進展型）Ⅳ期

◆ 治療の内容

化学療法（シスプラチン＋イリノテカン）〈4週間1サイクル〉
シスプラチンのときだけ1週間程度入院。8日目、15日目のイリノテカンは外来で投与。4サイクル施行し、あとは増悪するまで経過観察

	10割	3割
化学療法（1サイクル分）	¥725,000	¥217,500
費用総額	¥725,000	¥217,500

肝がん

主要原因は肝炎ウイルスの持続感染

　肝がんは、肝炎ウイルスの持続感染が主要原因です。日本では、肝細胞がんの約65％がＣ型肝炎ウイルス（HCV）、約15％がＢ型肝炎ウイルス（HBV）の持続感染による慢性肝炎が原因だとされています。そこから肝硬変、肝がんへと進行していきます。肝炎ウイルスの感染予防と感染した場合の早期治療が、肝がんの予防になります。

　最近では、インターフェロンや抗ウイルス治療などの治療効果が向上し、肝炎ウイルス感染者も減少しているため、肝がんの罹患率、死亡率とも少なくなっています。現在、肝がんは男性のがんによる死亡者数で第４位ですが、今後さらに順位が下がると考えられています。

■ 肝細胞がんの原因

- その他　約20％
- Ｃ型肝炎ウイルス　約65％
- Ｂ型肝炎ウイルス　約15％

Ｃ型肝炎ウイルス、Ｂ型肝炎ウイルス以外の原因としては、アルコール性肝障害、非アルコール性脂肪肝炎など
出典：第19回全国原発性肝癌追跡調査報告

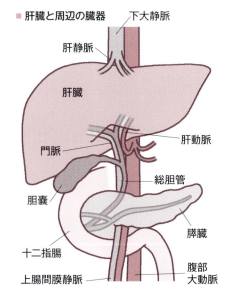

■ 肝臓と周辺の臓器

肝がんの分類

原発性肝がん	肝細胞がん	ほとんどがC型肝炎ウイルスやB型肝炎ウイルスに関係。原発性肝がんの約90％を占める。ただしC型慢性肝炎が背景となる肝細胞がんの割合は、徐々に低下する傾向にあるといわれる。
	胆管細胞がん（肝内胆管がん）	肝内の胆管に発生する。原発性肝がんの約5％。
転移性肝がん		肝臓以外の原発巣に発生したがんからの遠隔転移により肝臓に生じたがん。発生頻度は原発性肝がんの20〜25倍。

肝がんの種類

　肝臓は代謝や有害物質の解毒・排出を行う、体内で最大の臓器です。肝がんは、肝臓内に発生した「原発性肝がん」と、別の臓器から転移した「転移性肝がん」に大きく分けられます。

　原発性肝がんは、肝臓の細胞ががんになる「肝細胞がん」、胆管（胆汁を十二指腸に流す管）ががんになる「胆管細胞がん」、これらが混ざった「混合型肝がん」などに分類されます。そのなかでもっとも多いのは肝細胞がんで、原発性肝がんの約90％を占めます。

　一方の転移性肝がんでは、ほぼすべてのがんが原因になる可能性があり、なかでも消化器系がん、乳がん、卵巣がん、肺がん、腎がんなどが多いとされています。多くの場合、手術の適応となりませんが、大腸がんの肝転移は手術で良好な成績を得られる場合があります。

肝細胞がんの発生

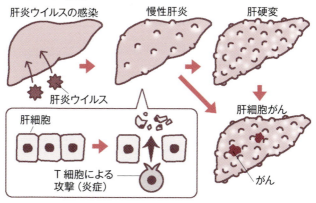

肝炎ウイルスの感染などで肝臓の細胞が長期間にわたって炎症と再生を繰り返すうちに、肝細胞のがん化が進行。肝臓の線維化による肝硬変が進行すると、発がん率が上昇する。肝硬変を経ず、慢性肝炎から肝細胞がんに至ることもある。

肝がんの検査

「沈黙の臓器」と呼ばれる肝臓は、自覚症状がないまま症状が進行します。そのため、検査により肝臓の状態を調べることが不可欠です。

肝炎ウイルスの有無などを調べる血液検査

血液検査では、肝がんの有無の前に、肝炎ウイルス、肝障害の状態などを調べます。肝炎ウイルスについては、HBs抗原（B型肝炎ウイルス抗原）、HCV抗体（C型肝炎ウイルス抗体）を調べることでわかります。

AST（GOT）、ALT（GPT）といった酵素、血小板、アルブミン（Alb）、総ビリルビン（T-Bil）を調べることで、肝細胞の炎症やはたらきの程度を判断することができます。

肝がんの有無を調べる検査としては、腫瘍マーカーがあります。血液中に含まれるAFP（アルファ・フェトプロテイン）やPIVKA-Ⅱ（ピブカツー）、AFP-L3分画などが肝がんの腫瘍マーカーとされており、3cm以下の小肝細胞がんの診断をするには、2種類以上の腫瘍マーカーの測定が推奨されています。しかし、肝がんがあっても腫瘍マーカーが陰性であったり、逆に肝炎や肝硬変で陽性になったりすることもあるので、腫瘍マーカーだけで肝がんの診断をすることはありません。

[AST]
アスパラギン酸アミノトランスフェラーゼの略。肝臓や心臓などの細胞でつくられる酵素で、ASTの数値が高いのは肝細胞が壊れていることを意味する。GOTと同義。

[ALT]
アラニンアミノトランスフェラーゼの略。肝細胞のみに存在する酵素で、高い数値は肝細胞の変性や壊死を意味する。GPTと同義。

■ 血液検査項目と基準値

検査項目		基準値
AST（GOT）	肝酵素。肝細胞のほか心筋や骨格筋に多い。基準値より高いと肝細胞の壊死が疑われる。	10～40IU/L
ALT（GPT）	肝臓に特異的な肝酵素。基準値より高いと肝細胞の壊死が疑われる。	5～45IU/L
アルブミン	肝臓で合成されるたんぱく質の一種。肝機能が低下すると値が下がる。	3.8～5.3g/dL
総ビリルビン	胆汁の色素成分。基準値より高いとビリルビンの代謝異常や胆汁のうっ滞が疑われる。	0.2～1.1mg/dL
血小板	血液凝固の役割をもつ。肝臓の線維化が進行すると血小板の数が減少する。	20万～34万/μL

身体的負担の少ない超音波検査

　からだの表面から超音波を当て、臓器内で反射したようすから体内を観察する超音波（エコー）検査は、身体的負担が小さく、簡便に行える検査です。

　肝細胞がんでは、がんの有無や大きさ、場所、広がり具合、肝臓の障害程度などを調べます。肝臓だけでなく、胆嚢や腎臓、膵臓、脾臓も見ることができます。

　より詳しく病変の性質などを調べるときは、造影剤を注射してから検査する造影超音波検査を行います。

周辺臓器まで調べるCT・MRI検査

　超音波検査では見にくい部分まで詳しく調べるために、腹部CT検査や腹部MRI検査を行います。

　CT検査はX線を使って体内の輪切り画像を撮影するための検査で、がんの性質や広がり、周辺臓器への転移などを調べます。ヨード造影剤を入れてから撮影することが一般的で、造影剤を使うことで、より詳しく病変を見ることができます。

　磁気を使って撮影するMRI検査でも、ガドリニウムやガドキセト酸ナトリウムといった造影剤を使います。早期肝がんなどの抽出にすぐれています。

[AFP]
肝細胞にがんがあると上昇する腫瘍マーカーだが、慢性肝炎や肝硬変でも上昇する。

[PIVKA-Ⅱ]
肝細胞がんに特異的な腫瘍マーカー。ビタミンK欠乏のときにも上昇する。

[AFP-L3分画（AFPレクチン分画）]
血液検査で検出されたAFPを分別測定し、肝細胞がんと肝硬変などのほかの肝臓疾患とを鑑別する検査。

■ 検査費用の目安（10割）

- 血液検査
  （腫瘍マーカー含む）‥ ¥4,000
- 超音波検査 ‥‥‥‥‥ ¥5,300
- 造影超音波検査 ‥‥‥ ¥22,000
- 腹部造影CT検査 ‥‥‥ ¥28,000
- 腹部造影MRI検査 ‥ ¥30,000

肝がんの病期（ステージ）

肝がんの治療法を決める目安となる病期（ステージ）は、がんの大きさや個数などから、Ⅰ～Ⅳ期までに分かれます。

肝がんの病期（ステージ）分類

肝がんの病期は、T（腫瘍の数・大きさ・肝臓内での広がり）、N（リンパ節への転移）、M（遠隔転移）から、Ⅰ期、Ⅱ期、Ⅲ期、ⅣA期、ⅣB期に分類されます（TNM分類）。

肝臓の障害レベルも検討

治療法を選択するときは、病期に加えて、肝臓がどれくらい障害を受けているかということも考慮されます。その指標として、肝機能の状態によって3段階に分かれた「肝障害度分類」を使います。

肝障害度の分類法として、「Child-Pugh分類」を用いることもあります。

[Child-Pugh分類]
肝障害度分類同様に、項目ごとに3段階で評価し、その合計ポイントによりAからCに分類される。

■ 肝細胞がんの病期（ステージ）分類

	T1	T2	T3	T4
①腫瘍が1つに限られる ②腫瘍の大きさが2cm以下 ③門脈、肝静脈、胆管に侵襲していない	①②③すべて合致	2項目合致	1項目合致	すべて合致せず
リンパ節に転移がない	Ⅰ期	Ⅱ期	Ⅲ期	ⅣA期
リンパ節転移はあるが、遠隔転移はない	ⅣA期			
遠隔転移がある	ⅣB期			

日本肝癌研究会編『臨床・病理 原発性肝癌取扱い規約 第6版』（金原出版）より一部改訂

■ 肝障害度分類

	A	B	C
腹水	ない	治療効果あり	治療効果少ない
血清ビリルビン値（mg/dL）	2.0未満	2.0～3.0	3.0超
血清アルブミン値（g/dL）	3.5超	3.0～3.5	3.0未満
インドシアニングリーン（ICG）試験15分値（%）	15未満	15～40	40超
プロトロンビン活性値（%）	80超	50～80	50未満

日本肝癌研究会編『臨床・病理　原発性肝癌取扱い規約　第6版』（金原出版）より一部改訂

肝がん治療の流れ

　肝がんの治療では、手術、穿刺局所療法、肝動脈塞栓療法の3つを中心に、化学療法や放射線治療などを組み合わせて行います。

　肝がん患者の多くは肝硬変や慢性肝炎を合併しているため、病期に加えて肝障害度を考慮して治療法を検討します。がんが大きく、肝臓の障害が進んでいる場合は、肝移植も選択肢に加わります。

　治療法を検討するときには、患者さんの年齢や体調、本人や家族の希望なども含めて総合的に判断しますから、担当医と十分に話し合うことが必要です。

[肝障害度分類]
腹水や血清ビリルビン値などから肝機能をAからCの3段階で評価。各項目の重症度のうち、2項目以上が該当し、かつ重いほうの肝障害度になる（検査項目の数値でAに該当する項目が3つ、Bに該当する項目が2つあれば肝障害度はB）。

■ 肝細胞がんの治療アルゴリズム

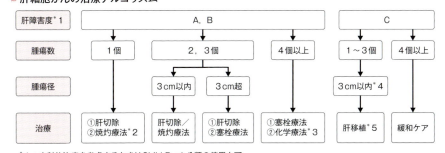

＊1：内科的治療を考慮するときはChild-Pugh分類の使用も可
＊2：腫瘍径3cm以内では選択可
＊3：経口投与や肝動注などがある
＊4：腫瘍が1個では5cm以内
＊5：患者年齢は65歳以下
日本肝臓学会編『科学的根拠に基づく肝癌診療ガイドライン　2013年版』（金原出版）より一部改変

肝がんの治療1 ―手術・穿刺局所療法―

がんがそれほど大きくなく、3個以下の場合は、肝切除や穿刺局所療法を選択します。これらを組み合わせて行うこともあります。

手術（肝切除）

肝障害度がAかBで、肝臓内にとどまった腫瘍が3個以内ならば、肝切除となります。大きさはあまり問題にならず、10cmを超えるような大きな腫瘍でも、手術を選択することは可能です。

肝臓は、門脈や肝静脈などの血管を中心に右葉と左葉に分かれ、さらにそれぞれ4つ、計8つの区域に分かれます。肝切除をするときは、腫瘍の位置や肝障害度などに応じて、区域ごとに切除します。一部の肝切除では腹腔鏡手術が可能です。

肝障害度が高い場合は肝移植

肝障害度Cに分類されるほど肝機能が低下した肝硬変では、ドナーから提供された肝臓を移植する肝移植も選択肢に加わります。ただし、肝がんで肝移植をする場合は、腫瘍の数や大きさで決まります。

[門脈]
主に消化管から吸収した栄養分を肝臓へ運ぶ血管。肝臓に流入する血液の約70％を占める。

[下大静脈／肝静脈]
下大静脈は人の体内でもっとも大きな静脈。肝静脈は右・中・左の3本を中心に、それぞれ肝臓の各部分から血液を流出させる。

[右葉／左葉]
門脈が大きく分かれるところから、右葉、左葉に区分する。さらに、右葉は前区域と後区域、左葉は外側区域と内側区域に分かれる。

■ 肝臓の区域分類

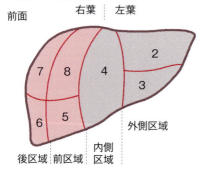
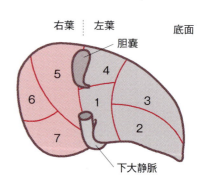

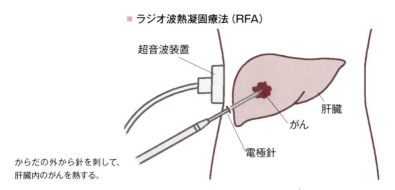

■ ラジオ波熱凝固療法（RFA）

超音波装置
肝臓
がん
電極針

からだの外から針を刺して、肝臓内のがんを熱する。

経皮的（穿刺）局所療法

　体の外から針を刺して行う局所的な治療で、さまざまな方法でがんを死滅させます。開腹手術よりもからだへの負担が少なく済みますが、適応となるのはがんが3個以内で、大きさが3cm以下の場合です。

● ラジオ波熱凝固療法（RFA）：先端部分が高熱になる針を直接がんに刺し、がんを焼いて壊死させる。
● 経皮的エタノール注入療法（PEIT）：針を通して腫瘍内にエタノールを注入して、がんを死滅させる。
● 経皮的マイクロ波凝固療法（PMCT）：電気針をがんに刺し、マイクロ波という電磁波の熱でがんを凝固する。

■ 治療費用の目安（10割）

■ 肝切除術（区域切除）＊
　治療費 ・・・・・・・・・・・・・ ¥780,000
　入院費（12日間）・・・・ ¥1,300,000
　＊肝切除は切除の範囲によって費用が異なります。

■ ラジオ波熱凝固療法（RFA）
　治療費 ・・・・・・・・・・・・・ ¥150,000
　入院費（5日間）・・・・・ ¥370,000

■ 経皮的エタノール注入療法（PEIT）
　治療費（入院期間中5回実施）
　　・・・・・・・・・・・ ¥10,000×5回
　入院費（15日間）・・・・ ¥550,000

※入院費には治療費が含まれます。

肝がんの治療2 ―薬物・放射線治療―

肝臓に栄養を供給する肝動脈という血管に詰め物をする治療や、抗がん剤を肝動脈や全身に投与する治療、放射線治療などがあります。

肝動脈塞栓療法

　肝動脈塞栓療法は、肝臓に栄養を供給している血管を塞いで、結果的にがん細胞を「兵糧攻め」にする治療法です。肝臓には、門脈から約70％、肝動脈から約30％の血液が流入していますが、肝細胞がんに栄養を供給するのはおもに肝動脈です。そこで、肝動脈にカテーテルを挿入し、そこから塞栓物質を注入して肝動脈を塞ぎ、がん細胞に栄養が届かないようにします。血管造影検査のとき、造影剤で肝動脈を確認しながら行います。

　腫瘍の大きさや数などは問われないため、肝切除や穿刺局所療法ができない場合に行われます。ただし、腫瘍が門脈まで浸潤している場合や、肝機能や全身状態がよくない場合には行いません。

[血管造影検査]
足のつけ根の動脈から挿入した細い管（カテーテル）から造影剤を入れて、肝臓内の血管や病巣などを調べる。肝がんの場合、診断のためというより、肝動脈塞栓療法などの治療のために行うことがほとんど。

[造影剤]
TAEやTACEでは、多くの場合リピオドールという油性造影剤を使う。

■ 肝動注化学療法

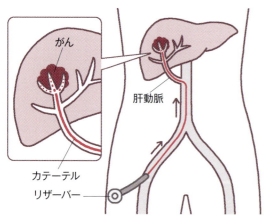

肝臓の組織には、門脈と肝動脈から7：3の割合で血液が送り込まれているが、肝細胞がんが進行すると肝動脈からの血流が多くなる。それを利用して、大腿部の付け根の動脈から肝動脈までカテーテルを挿入し、がん細胞に直接抗がん剤を送り込む。

肝動脈塞栓療法には、肝動脈に塞栓物質のみを注入する「肝動脈塞栓法（TAE）」のほか、カテーテルから抗がん剤と造影剤を注入した後で塞栓物質を注入する「肝動脈化学塞栓療法（TACE）」があります。

肝動注化学療法

　血管造影検査のカテーテルから抗がん剤のみを注入する「肝動注化学療法（TAI）」という治療法もあります。

　肝動脈から直接抗がん剤を入れますが、TACE、TAIともに、抗がん剤による副作用が起こることがあります。副作用については、がんの大きさや肝機能などによっても変わります。

全身化学療法

　がんが全身に広がっている場合などには、全身化学療法となります。肝がんの抗がん剤としては、ソラフェニブが標準治療となります。ただし、肝硬変が進行している場合などは推奨されません。

放射線治療

　肝細胞がんそのものや、骨転移・脳転移の症状緩和、門脈内に伸展したがん（門脈腫瘍塞栓）の治療を目的に、放射線治療を行うことがあります。

[塞栓物質]
TAEやTACEで使用する塞栓物質は、多孔性ゼラチン粒、球状塞栓ビーズ、ポリビニルアルコール（PVA）など。

[ソラフェニブ]
血管新生（がん細胞が自らに栄養を供給するための血管を新たにつくること）を阻害し、がん細胞の増殖を抑制する分子標的薬。通常、1日2回内服する。

■ 治療費用の目安（10割）

■肝動脈塞栓法（TAE）
　治療費（塞栓材代含む）
　　　　　　　　¥250,000
　入院費（8日間）…… ¥550,000

■肝動脈化学塞栓療法（TACE）
　治療費 ………… ¥305,000
　入院費（6日間）…… ¥530,000

■肝動注化学療法（TAI）
　治療費 ………… ¥135,000
　入院費（6日間）…… ¥355,000

■全身化学療法
　ソラフェニブ（4週間内服）
　　　　　　　　¥524,000

※入院費には治療費が含まれます。

肝がんの治療費

肝がんのステージや進行度によって、さまざまな治療を組み合わせることがあります。ここでは具体的な事例と治療費費用を紹介します。

■ 治療内容チェックリスト

> 治療費シミュレーションの前に治療内容を確認
>
> ■ 手術
>   □肝切除術（1区域切除）
>   □肝切除術（2区域切除）
>   □肝切除術（3区域切除）
>
> ■ 経皮的局所療法
>   □ラジオ波熱凝固療法（RFA）
>   □経皮的エタノール注入療法（PEIT）
>   □経皮的マイクロ波凝固療法（PMCT）
>
> ■ 肝動脈塞栓療法
>   □肝動脈塞栓法（TAE）
>   □肝動脈化学塞栓療法（TACE）
>   □肝動注化学療法（TAI）
>
> ■ 全身化学療法
>   □ソラフェニブ内服（　　　週間）
>   □その他抗がん剤
>   （薬剤：　　　　　）（　　　週間）
>
> ■ その他の治療
>   □放射線治療
>   □緩和手術
>   □緩和ケア
>
> ■ 入院期間（　　　）日間予定

このほか、入院中の食事代や病衣代などがかかります。

■ **事例1：Aさん**

肝細胞がんⅠ期、肝障害度A

◆治療の内容

ラジオ波熱凝固療法〈5日間入院〉
退院後1年間は外来で3か月ごとに定期検査（造影CT、血液・生化学・腫瘍マーカー）＋外来受診

	10割	3割
ラジオ波熱凝固療法（入院）	¥360,000	¥108,000
定期検査＋外来受診（4回）	¥170,000	¥51,000
費用総額	¥530,000	¥159,000

■ 事例2：Bさん
肝細胞がんⅢ期、肝障害度A
◆治療の内容
肝動脈化学塞栓療法〈8日間入院×3回〉
退院後1年間は外来で3か月ごとに定期検査（造影CT、血液・生化学・腫瘍マーカー）＋外来受診

	10割	3割
肝動脈化学塞栓療法（入院3回）	¥1,900,000	¥570,000
定期検査＋外来受診(4回)	¥170,000	¥51,000
費用総額	¥2,070,000	¥621,000

■ 事例3：Cさん（身長162.6cm、体重58.5kg）
肝細胞がんⅢ期、肝障害度A
◆治療の内容
全身化学療法としてソラフェニブ内服6か月〈4週間で1サイクル〉
この間、外来で2か月ごとに定期検査（造影CT、血液・生化学・腫瘍マーカー）＋外来受診

	10割	3割
全身化学療法（最初の6日間入院）	¥628,880	¥188,664
全身化学療法（外来）	¥3,002,000	¥900,600
定期検査＋外来受診(4回)	¥359,440	¥107,832
費用総額	¥3,990,320	¥1,197,096

乳がん

女性がかかるがんの第1位

　乳がんの罹患数(新たにがんにかかった人の数)は年々増加しており、2012年だけで約73,000人にのぼります。今や12人に1人の日本人女性が、乳がんにかかるといわれています。乳がんの死亡者数は約13,000人(2014年)で、女性のがん死亡全体の約9％を占めます。

　乳がんの発症を年齢別に見ると、30歳代から増え始め、40歳代後半から50歳代前半でピークを迎えます。その後、年齢が高くなるにつれて次第に減少していきます。

　乳がんの発生には、エストロゲンという女性ホルモンが深くかかわっています。月経回数が多いほどエストロゲンを分泌する期間が長くなるため、「初潮が早い」「出産・授乳経験がない」「生理周期が短い」などが乳がんのリスク要因となるのです。

　生活習慣では、飲酒や喫煙によりリスクが高くなることがわかっており、閉経後の女性は運動によってリスクが下がるとされています。

乳がんのリスク要因

①初経が早い
②閉経が遅い
③月経周期が短い
④初産年齢が高い、または出産経験がない
⑤授乳経験がない、授乳期間が短い
⑥肥満(閉経後乳がん)
⑦身長が高い
⑧飲酒の習慣

①から⑤はいずれも、月経の期間が長い(＝エストロゲンが大量に分泌される)ことにつながります。エストロゲンは、乳腺の細胞ががん細胞に変化する際に大きな役割を果たすだけでありません。乳がんの種類によっては、エストロゲンの刺激によってがん細胞が増殖するタイプもあるのです。

＊統計的な解析の結果であり、すべての方にあてはまるわけではありません。

乳管から発生するがんがほとんど

　成人女性の乳房は、母乳を分泌する乳腺組織や脂肪組織、血管、神経などからなります。乳がんの約90％は、乳腺の中の乳管に発生するもので、残り10％が小葉から発生します。エリア別では約半分が、乳房の外側でわきの下に近い部分に発生しています。

　乳がんは、しこりにならないほど小さながん細胞のうちに、リンパや血液の流れに乗って全身に散らばることが多く、乳房近くのリンパ節や、乳房から離れた臓器（骨、肺、肝臓、脳など）に転移することがわかっています。

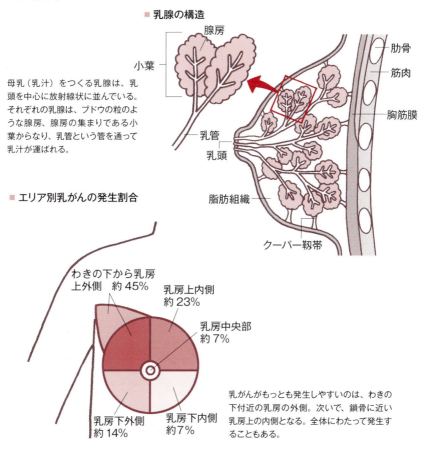

■ 乳腺の構造

母乳（乳汁）をつくる乳腺は、乳頭を中心に放射線状に並んでいる。それぞれの乳腺は、ブドウの粒のような腺房、腺房の集まりである小葉からなり、乳管という管を通って乳汁が運ばれる。

■ エリア別乳がんの発生割合

- わきの下から乳房上外側　約45％
- 乳房上内側　約23％
- 乳房中央部　約7％
- 乳房下外側　約14％
- 乳房下内側　約7％

乳がんがもっとも発生しやすいのは、わきの下付近の乳房の外側。次いで、鎖骨に近い乳房上の内側となる。全体にわたって発生することもある。

乳がんの検査

乳がんは自分で見つけることができるがんです。毎月のセルフチェックと定期的な乳がん検診で早期発見することが大切です。

■ 検査と診断の流れ

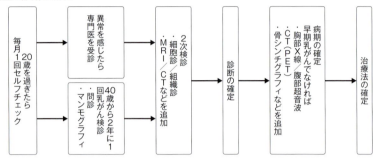

月に1回、見て・触るセルフチェック

乳がんのセルフチェックは、生理が終わってから数日間が目安とされています。閉経している人は、毎月決まった日にちにチェックしましょう（右ページの図参照）。

いつもと違うしこりや、乳頭からの分泌物などが見られたら、乳腺科などを受診してください。

定期的に乳がん検診を受診

乳がんは早期発見できれば大変予後がよく、罹患率の高さに対して死亡率は低いがんです。そのためにも定期検診などで早期発見することが大切で、欧米などでは検診受診率が高まったことで、乳がんによる死亡率が下がっています。しかし、日本のマンモグラフィ受診率はいまだ50％以下と低いのが現状です。

自治体などの乳がん検診（対策型検診）では、問診に加えてマンモグラフィを行います。このような検診は公的資金により受けられるので、自己負担は1,000円程度

■ 乳がんのセルフチェック

鏡の前に立ち、乳房の形や大きさをチェック

渦巻き状に円を描きながら指の腹で触る

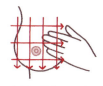
水平・垂直のラインでも触る

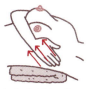
あおむけに寝て、外側から内側に手を滑らせる

です（自治体により異なります）。40歳以上の方は2年に1回受診するよう心がけてください。

　人間ドックなどの任意型検診では、マンモグラフィなどの検査に加えて、超音波検査を行うことがあります。こちらは全額自己負担が基本ですが、加入する健康保険組合などから一部または全額補助されることもあります。

マンモグラフィと超音波検査

　マンモグラフィは、乳房を薄く伸ばしてX線撮影する検査で、早期がんの発見に役立つことがわかっています。
　超音波（エコー）検査は、乳腺の密度が高い人の検診において有効である可能性が高いといわれています。

乳がんと診断するための検査

　1次検診で「乳がんの疑いあり」となった場合、乳房から病変組織を採取して顕微鏡で詳しく調べる生検（組織診）という検査を行います。さらにCTやMRIなどの画像診断でがんの広がり具合を調べます。

■ 検査費用の目安（10割）

■ CT検査（単純CT）・・・¥16,000
■ CT検査（造影CT）・・・¥28,000
■ MRI検査　・・・・・・・・¥22,000
■ マンモグラフィ検査・・・¥5,620
■ 乳腺超音波検査・・・・・・¥3,500

乳がんの病期（ステージ）

乳がんの病期（ステージ）は、がんの広がり、リンパ節転移、遠隔転移の有無などで決まります。治療法選択では、サブタイプ分類も重要です。

病期を決めるTNM分類

　乳がんの病期は、がんの大きさや状態（T）、リンパ節転移（N）、遠隔転移（M）などから、0～Ⅳ期までに分類されます。

　また、がんが発生した乳管や小葉内にとどまっている0期を「非浸潤がん」、乳管の外にまで広がっているⅠ期以降を「浸潤がん」と分類することもあります。浸潤がんのなかでも、Ⅰ期は「早期がん」、Ⅲ期以降は「進行がん」と呼ばれる状態になります。

　この病期によっておおよその治療方針が決まります。
- 0期　手術が中心。
- Ⅰ～ⅢA期　手術を中心に行い、再発のリスクが高い場合は術後薬物療法や放射線療法を組み合わせる。
- ⅢB～ⅢC期　術前薬物療法や放射線治療でがんを小さくしてから手術を行う。
- Ⅳ期　全身にがんが広がっているので、原則として手術は行わず、薬物療法でがんの進行を抑える。

薬の選択で重要なサブタイプ分類

　化学療法やホルモン療法などの薬物療法では、がん細胞の性質を細かく調べた「サブタイプ分類」によって薬剤の検討などがされます。がんの増殖にかかわるホルモン受容体（エストロゲン受容体、プロゲステロン受容体）やHER2、Ki67などのバイオマーカーの発現状況を組み合わせて分類する方法です。

[HER2]
「ヒト上皮増殖因子受容体2型（Human Epidermal Growth Factor Receptor Type2）」の略。細胞の増殖スピードを調整する機能をもつたんぱく質。リンパ節転移が見られる乳がんでHER2陽性の場合、再発のリスクが高いとされている。

[Ki67]
増殖する細胞の核に存在するたんぱく質で、がんの増殖スピードを示す。値が低いほど増殖が遅い。

[バイオマーカー]
尿や血液中に含まれる物質の変化を数値化・定量化し、健康状態などを把握する指標。

■ 乳がんの病期（ステージ）分類

		非浸潤がん	浸潤がん			
		Tis	T0 (しこりはなし)	T1 (しこりの最大径が2cm以下)	T2 (2cm<しこりの最大径≦5cm)	T3 (しこりの最大径>5cm)	T4 (しこりの大きさに関係なく、肋骨・筋肉・皮膚などへ広がっている)

		Tis	T0	T1	T2	T3	T4
M0（他の臓器への転移なし）	N0（リンパ節への転移なし）	0期		Ⅰ期（早期乳がん）	ⅡA期	ⅡB期	ⅢB期
	N1（わきの下のリンパ節に転移。指で押すと動く）			ⅡA期	ⅡB期		
	N2（わきの下や胸骨そばのリンパ節に転移。押しても動かない）			ⅢA期			
	N3（わきの下、胸骨、鎖骨の上のリンパ節に転移）			ⅢC期			
M1（他の臓器への転移あり）				Ⅳ期			

日本乳癌学会編『臨床・病理 乳癌取扱い規約 第17版』（金原出版）をもとに作成

■ サブタイプ分類

		HER2	
		陽性	陰性
ホルモン受容体	陽性	ルミナルB型 ホルモン療法 化学療法 分子標的薬	ルミナルA型 ホルモン療法
	陰性	HER2型 分子標的薬 化学療法	トリプルネガティブ型 化学療法

ルミナルB型のうち、HER2陰性でKi67が高値であればホルモン療法＋化学療法。HER2陽性であればホルモン療法＋化学療法＋分子標的薬が選択される。

乳がんの治療 1 ―治療の流れ―

乳がんでは、複数の治療法を組み合わせた「集学的治療」が行われます。治療法は病期や患者さんの状態などを考慮して決めていきます。

■ 病期と治療法

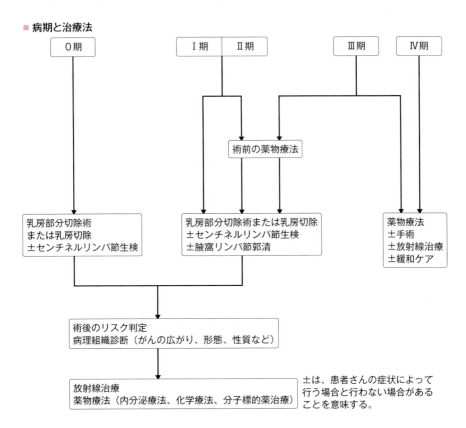

出典：国立がん研究センターがん情報サービス
＊日本乳癌学会編『科学的根拠に基づく乳癌診療ガイドライン①治療編 2013 年版』（金原出版）をもとに国立がん研究センターがん情報サービスが作成

がん病巣をターゲットとする「局所療法」

　乳がんの治療法は、手術、薬物療法、放射線治療の3種類に大きく分けることができます。このうち手術と放射線は、乳房にできたがん細胞（原発巣）をターゲットとするため「局所療法」と呼ばれ、全身に散らばった可能性のあるがん細胞（転移巣）をターゲットとする薬物療法は「全身療法」と呼ばれます。

　局所療法は原発巣のがんをできる限り取り切ることが目的で、術中のセンチネルリンパ節生検でリンパ節の転移が見られればリンパ節郭清を行い、術後に放射線治療を行って手術で取り切れなかったがんを死滅させます。

　1980年代までは、早期がんでも乳房をすべて切り取る乳房切除術が行われていましたが、広がりによっては大きく切らなくても生存率は変わらないということがわかり、現在は部分切除術が主流になっています。

薬物を使った「全身療法」

　薬物療法は、化学療法（抗がん剤治療）、ホルモン療法、分子標的薬治療の3種類が基本で、全身に散らばった可能性のあるがんを攻撃することが目的です。

　Ⅰ～Ⅱ期の手術が可能ながんでは、手術でがん細胞を切除したうえで、再発の可能性が高い場合に術後薬物療法を行います。0期であっても、がんでない側（健側）での再発を予防するために、術後にホルモン療法を行うことがあります。

　ⅡB～ⅢC期では、薬物療法でしこりを小さくしてから手術を行います（術前薬物療法）。全身にがんが広がっているⅣ期では、薬でがんの進行と症状を抑える薬物療法が中心になります。

[センチネルリンパ節生検]
センチネルとは「見張り」の意味で、がんが最初に転移するリンパ節のこと。術中にこのリンパ節への転移があるかどうかを調べ、転移していれば転移のレベルに応じて、わきの下のリンパ節を摘出する（腋窩リンパ節郭清）。

■ センチネルリンパ節の模式図

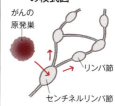

乳がんの治療2 ―手術―

乳がん治療では、手術でがんを取り切ることが基本です。手術方法はがんの広がりや大きさによって、乳房部分切除術と乳房切除術に分かれます。

全部を切らずに済む乳房部分切除術

　乳房部分切除術は、乳房を全部切らずに、しこりを含む周辺を部分的に切除します。適応となるのは、「がんの広がりが3～4cm以下」「ステージ0～ⅡA期」「多発性でない」という条件に当てはまる場合です。乳房をできるだけ残す手術なので「乳房温存術」とも呼びます。

　メスを入れる位置や形、切り取る量はがんの分布によって異なり、部分切除が可能でも、乳房切除術を勧められることがあります。また、取り出した組織の断片にがん細胞があれば（切除断端陽性）、再発リスクを考えて乳房切除術に切り替えることがあります。通常、残された乳房内での再発を防ぐために術後に放射線治療を行います。

乳房内再発リスクのない乳房切除術

　ステージⅡB期以下でも、がんの広がりが3～4cm以上で、乳房部分切除術ができない場合、がんのある側の乳房すべてを切除（全摘）します。

■ 乳房部分切除の例

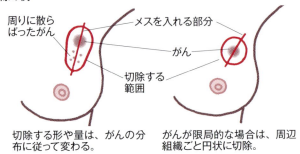

切除する形や量は、がんの分布に従って変わる。

がんが限局的な場合は、周辺組織ごと円状に切除。

■ 乳房周辺のリンパ節とリンパ節郭清の範囲

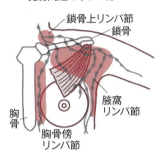
■ 乳房周辺のリンパ節

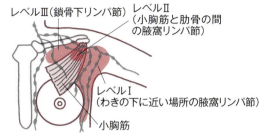
■ リンパ節郭清の範囲

腋窩リンパ節郭清

　乳がんのがん細胞は、リンパの流れに乗って周辺のリンパ節に入り込み、全身に転移します。そのため、画像診断やセンチネルリンパ節生検でリンパ節転移が見られた場合、最初に転移しやすいわきの下のリンパ節を摘出（腋窩リンパ節郭清）します。

　リンパ節郭清を行う範囲は、レベルⅠからⅢまでに分類。一般にレベルⅠからⅡ、Ⅲとリンパ節転移は進むとされていて、転移レベルに応じてリンパ節を切除します。

　リンパ節郭清を行うことで、腕が上がりにくい、しびれる、リンパ浮腫などの合併症も見られることがあります。

［リンパ浮腫］

リンパ節を切除したことでリンパ液の流れが悪くなり、手や腕、足などがむくむ。リンパ浮腫を予防するためにマッサージ（リンパ・ドレナージ）などを行う。

■ 治療費用の目安（10割）

■乳房部分切除術＋センチネルリンパ節生検（放射性同位元素＋色素）……… ¥332,100
■乳房部分切除術＋腋窩リンパ節郭清………………………………………………¥423,500
■乳房切除術＋センチネルリンパ節生検（放射性同位元素＋色素）…………… ¥255,200
■乳房切除術＋腋窩リンパ節郭清……………………………………………………¥423,500
■乳房部分切除術………………………………………………………………………¥282,100
■乳房切除術……………………………………………………………………………¥148,200

乳がんの治療3 ―薬物療法―

薬物療法は、乳房を含む全身のがんの治療、再発や遠隔転移の予防、がんの進行を遅らせるなど、さまざまな目的があります。

薬物療法の目的

薬物療法をする目的は、「手術前にがんを小さくしておく」「再発・遠隔転移の予防」「治療困難な進行がんや再発に対して延命やQOLの向上」などがあります。

薬物療法に用いる薬剤の種類はさまざまで、サブタイプ分類によって使用する薬剤などが選択されます。

■ 薬物療法に使われるおもな薬剤の種類

治療法	作用による分類	一般名（商品名）
ホルモン療法	抗エストロゲン薬	タモキシフェン（ノルバデックスなど）
		フルベストラント（フェソロデックス）
	LH-RHアゴニスト製剤	リュープロレリン（リュープリン）
		ゴセレリン（ゾラデックス）
	アロマターゼ阻害薬	エキセメスタン（アロマシン）
		アナストロゾール（アリミデックス）
		レトロゾール（フェマーラ）
	プロゲステロン製剤	メドロキシプロゲステロン（ヒスロンH）
化学療法	抗生物質	ドキソルビシン（アドリアシンなど）
		エピルビシン（ファルモルビシンなど）
	微小管阻害薬	パクリタキセル（タキソールなど）
		ドセタキセル（タキソテール）
		アルブミン懸濁型パクリタキセル（アブラキサン）
		ビノレルビン（ナベルビンなど）
		エリブリン（ハラヴェン）
	代謝拮抗薬	テガフール・ウラシル配合剤（UFT）
		テガフール・ギメラシル・オテラシル（TS-1）
		フルオロウラシル（5-FU）
		メトトレキサート（メソトレキセート）
	アルキル化薬	シクロホスファミド（エンドキサン）
	白金製剤	カルボプラチン（パラプラチンなど）
	トポイソメラーゼ阻害薬	イリノテカン（カンプト、トポテシン）
分子標的薬治療	HER2ヒト化モノクローナル抗体	トラスツズマブ（ハーセプチン）
		トラスツズマブエムタンシン（カドサイラ）
		ペルツズマブ（パージェタ）
	抗VEGFヒト化モノクローナル抗体	ベバシズマブ（アバスチン）
	HER1・2チロシンキナーゼ阻害薬	ラパチニブ（タイケルブ）
	mTOR阻害薬	エベロリムス（アフィニトール）

3種類の薬物療法

乳がんの薬物療法は大きく分けて3種類あり、それぞれに治療の目的やターゲットとする物質などが違います。

- **ホルモン療法** ホルモン受容体が陽性の場合に行う。エストロゲンの分泌を抑える薬や、エストロゲンがホルモン受容体と結合しないようにする薬などがある。
- **化学療法** 抗がん剤を用いて、がん細胞のDNAにはたらきかけてがん細胞の増殖を阻害する。術前化学療法と術後化学療法とに分かれる。
- **分子標的薬治療** がんの増力にかかわる特定の分子を標的に、その分子だけを攻撃する薬。HER2（ハーツー）たんぱく陽性の場合の抗HER2薬が使われる。

■ 治療費用の目安（10割）

■ホルモン療法
〈160cm・55kg〉
タモキシフェン（4週間経口）
 ……………………………… ￥8,000
リュープロレリン（4週間ごとに皮下注射）
 ……………………………… ￥41,000／回
ゴセレリン（3か月ごとに皮下注射）
 ……………………………… ￥64,000
アナストロゾール（4週間経口）
 ……………………………… ￥17,100
レトロゾール（4週間経口）
 ……………………………… ￥19,800
エキセメスタン（4週間経口）
 ……………………………… ￥12,000
メドロキシプロゲステロン（4週間経口）
 ……………………………… ￥22,000

■化学療法
〈160cm・55kg〉
ドキソルビシン＋シクロホスファミド
（AC療法）（3週間ごとに4サイクル）
 ……………………………… ￥19,000／回

5-FU＋エピルビシン＋シクロホスファミド（FEC療法）（3週間ごとに6サイクル）
 ……………………………… ￥27,000／回
ドセタキセル＋シクロホスファミド（TC療法）（3週間ごとに4サイクル）
 ……………………………… ￥86,000／回

■分子標的薬治療
〈160cm・55kg〉
トラスツズマブ（3週間に1回静注）
 ……………… 初回￥172,000、
 2回目以降￥139,000
ペルツズマブ（3週間に1回静注）
 ……………… 初回￥477,000、
 2回目以降￥239,000
ベバシズマブ（3週間に1回静注）
 ……………………………… ￥242,000

※抗がん剤や分子標的薬は、体重に応じて投与量が決まります。そのため、からだの大きさによって費用が異なることがあります。
※タモキシフェン、ドキソルビシンは後発品あり

乳がんの治療 4 ―放射線治療―

放射線治療はがん細胞を直接死滅させることが可能で、局所再発を防ぐために手術や薬物療法と組み合わせて行うこともあります。

乳房部分切除術後の放射線治療

　放射線治療は、高エネルギーの放射線を原発巣(げんぱつそう)に照射し、がん細胞を死滅させ、増殖を止める治療法です。国立がん研究センターの放射線治療科が行っている放射線治療のなかでももっとも多いのが乳がんで、すべてのがんに対する放射線治療の3分の1程度を占めます。

　乳房部分切除術の後の術後放射線治療が一般的で、温存した乳房全体に放射線を照射し、手術で取り切れなかったがん細胞を攻撃し、再発を防ぎます。術後放射線治療を行った場合を行わなかった場合と比べると、乳房内再発率は3分の1も減ることがわかっています。

新しい放射線治療

　放射線治療では、がん細胞だけでなく周辺の正常な細胞を傷つけてしまうおそれがあり、皮膚や血管への副作用も起こります。そのような障害を避けるため、画像診断をもとに照射範囲を三次元で設定し、がん細胞だけを攻撃する「三次元治療原体照射」などを導入しています。

　そのほかにも、がん細胞の形に合わせて放射線の強度を変調させられる「強度変調放射線治療（IMRT）」、小さな管や針状の放射線源をがん細胞に直接挿入する「小線源治療」、一定の深さで強いエネルギーを出す性質をもつ「陽子線・重粒子線治療」などがあります。

［三次元治療原体照射、強度変調放射線治療］
両者ともに、25回あるいは30回照射する。

切らない治療法

　局所療法としては、手術でがんを摘出することが有効だとされていますが、切開は身体的負担が大きく、入院期間が長くなるため経済的負担もあります。そこで、切らずに治療できる低侵襲な治療法が開発されています。

● ラジオ波熱焼灼療法（先進医療）　針状の細い電極を原発巣に直接刺し、ラジオ波（電磁波）でがん細胞を焼き切る。

● 凍結療法　高圧のガスでがん細胞を凍らせて破壊させる。

● 集束超音波治療（FUS）　超音波のビームを集束させてがん細胞を熱凝固させて焼く。

■ ラジオ波熱焼灼療法

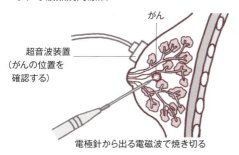

皮膚の表面からがんに向かって電極針を刺し、高周波の電磁波（ラジオ波）を数分間通電する。

■ 小線源治療

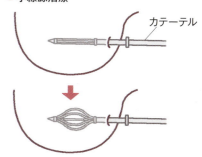

がんを切除した空間にカテーテルを挿入して傘のように広げる。カテーテルを通して小線源を入れ、乳房の内側から放射線を照射する。

■ 治療費用の目安（10割）　凍結療法、集束超音波治療（FUS）は自費診療

■ 術後放射線治療
　治療費（25回／50Gy）
　　　　　　　　　　¥450,000

■ 三次元治療原体照射
　治療費（照射1回あたり）
　　　　　　　　　　¥18,000

■ 強度変調放射線治療（IMRT）
　治療費（照射1回あたり）
　　　　　　　　　　¥30,000

■ 小線源治療
　治療費（一連）　　¥190,000

■ ラジオ波熱焼灼療法（先進医療）
　治療費　　　　　　¥174,000

乳がんの治療5 ―乳房再建―

乳房切除術で乳房を失った場合は、患者さん自身の脂肪や人工物（インプラント）を使って乳房を再建することができます。

再建を行う時期や材料による違い

手術で乳房を失ったことによる精神的ストレスや肉体的・機能的な不自由さを解消し、手術後のQOLを向上させるために乳房再建を行います。手術と同時に再建する「一次再建」、術後しばらく経ってから行う「二次再建」と、時期によって分類されます。また、乳房内に入れる材料は、自家組織とインプラントの2種類があります。

自家組織による乳房再建

患者さんのおなかや背中の脂肪を使った乳房再建（自家組織再建）は、放射線治療を行う予定があるなど、人工乳房を使えない場合に行います。

人工物に比べてやわらかく、形が自然で感染に強いなどのメリットがある一方で、脂肪を採取するのに切開したり、血行再建が必要になるなど、インプラントよりも大きな手術になることが多く、入院期間が長くなります。

[肉体的・機能的不自由さ]
乳房を失ったことで「温泉に入れない」「水着を着られない」といった精神的ストレスがあるほか、左右のバランスが悪くなることによる肩こり、パットがずれて不快、わずかな衝撃で痛むなどのさまざまな問題が生じる。

[乳房再建]
乳房再建は、乳腺外科ではなく形成外科が行う。形成外科は外傷や熱傷、先天的な異常など、外見や機能の再建を行う診療科で、美容外科も含まれる。

自家組織による一期再建の手順（例：腹直筋穿通枝皮弁法）

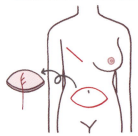

下腹部の皮膚と皮下脂肪を、ラグビーボール状に切り取る。

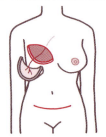

皮膚と一緒に切り取った血管を、胸部の血管に縫い付ける。

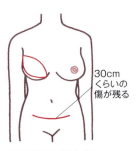

形を整えて縫合する。

30cmくらいの傷が残る

■ 人工乳房（インプラント）による二期再建の手順

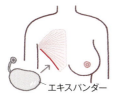
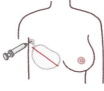
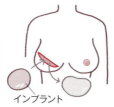
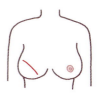

大胸筋の下にエキスパンダー（組織拡張器）を入れる。

エキスパンダーの中に生理食塩水を入れて、少しずつふくらませる。

エキスパンダーを取り出し、代わりにインプラントを入れる。

縫合する。この後、乳頭を再建することもある。

インプラントによる乳房再建

インプラントによる乳房再建は、おなかや背中を切らずに済むことがいちばんのメリットです。乳房に入れるインプラントはシリコン製のコヒーシブ（固着性）タイプが一般的で、2013年6月に保険適用が認められました。安全性はかなり向上しましたが、自家組織に比べて感染や破損などのリスクはあります。

インプラント乳房再建では、まず大胸筋の下にエキスパンダー（組織拡張器）という袋を入れて徐々に乳房の皮膚を伸ばし、数か月後にインプラントを入れます。ただし、放射線治療により皮膚が硬くなっていると伸びにくく、人工物での再建はできないことがあります。

[一期・二期、一次・二次]
一期・二期は再建手術の回数を示す。
一次・二次は再建の時期のことで、乳がんの手術と同時に再建手術を行うことを一次一期再建、乳がんの手術が済んでから再建手術を2回にわたって行うことを二次二期再建という。

■ 治療費用の目安（10割）

■自家組織による一次一期再建
　治療費（乳房切除含む）
　　　……………¥890,000

■自家組織による二次一期再建
　治療費（乳房手術）…¥525,000
　再建手術 …………¥700,000

■インプラントによる一次二期再建
　治療費（乳房切除＋組織拡張術）
　　　……………¥540,000
　再建手術 …………¥440,000

■インプラントによる二次二期再建
　治療費（乳房手術）…¥450,000
　再建手術（組織拡張術＋人工乳房）
　　　……………¥730,000

乳がんの治療費

乳がんのステージやサブタイプ、再建の有無などによって、さまざまな治療の組み合わせがあります。ここでは具体的な事例と治療費費用を紹介します。

■ 治療内容チェックリスト

治療費シミュレーションの前に治療内容を確認

■ 手術
　□ 乳房部分切除術
　□ 乳房切除術
　□ リンパ節郭清（レベルⅠ）
　□ リンパ節郭清（レベルⅡ）
　□ リンパ節郭清（レベルⅢ）

■ 薬物療法
　□ ホルモン療法
（薬剤：　　　投与方法：　　　頻度：　　　）
　□ 化学療法
（薬剤：　　　投与方法：　　　頻度：　　　）
　□ 分子標的薬治療
（薬剤：　　　投与方法：　　　頻度：　　　）

■ 放射線治療
　□ 術後放射線治療（　　Gy　　回）
　□ 三次元治療原体照射
　□ 強度変調放射線治療（IMRT）
　□ 小線源治療

■ その他の治療
　□ 緩和手術
　□ 緩和ケア

■ 入院期間（　　）日間予定

このほか、入院中の食事代や病衣代などがかかります。

■ 事例1：Aさん（身長150cm、体重60kg）

右乳がん（閉経後、ホルモン陽性、HER2陰性、Ki 67：7.3％）

◆ 治療の内容

乳房切除術＋センチネルリンパ節生検（迅速病理組織診断にてリンパ節転移のため腋窩リンパ節郭清）＋術後薬物療法＋術後放射線治療
術後化学療法は AC 療法〈3週ごとに4サイクル〉→パクリタキセル〈毎週12サイクル〉
術後1年間はホルモン療法としてアナストロゾール毎日内服
術後放射線治療は25回／50Gy

	10割	3割
手術（入院）	¥980,000	¥294,000
術後化学療法＋放射線治療（入院）	¥340,000	¥102,000
ホルモン療法（外来）	¥1,100,000	¥330,000
費用総額	¥2,420,000	¥726,000

事例2：Bさん
右乳がん（閉経前、ホルモン陽性、HER2陽性）
◆治療の内容

術前薬物療法＋乳房部分切除術、腋窩リンパ節郭清＋術後放射線治療＋術後ホルモン療法
術前薬物療法としてFEC療法〈3週ごとに4サイクル〉→パクリタキセル＋トラスツズマブ〈毎週12サイクル〉
術後放射線治療は25回／50Gy
術後薬物療法はトラスツズマブ〈3週ごとに14サイクル〉、術後5年間はホルモン療法としてタモキシフェン内服

	10割	3割
術前薬物療法（外来）	¥1,050,000	¥315,000
術前薬物療法（入院）	¥290,000	¥87,000
手術（入院）	¥900,000	¥270,000
術後放射線治療（外来）	¥770,000	¥231,000
術後薬物療法（外来）	¥2,000,000	¥600,000
外来受診	¥5,000	¥1,500
術後ホルモン療法（5年間）	¥370,000	¥111,000
費用総額	¥5,385,000	¥1,615,500

事例3：Cさん（身長164cm、体重64kg）
右乳がん（手術後に再発、肝転移）
◆治療の内容

術前薬物療法＋乳房切除術、腋窩リンパ節郭清＋術後薬物療法＋術後放射線治療
術前薬物療法としてAC療法〈3週ごとに4サイクル〉→パクリタキセル〈毎週12サイクル〉
術後薬物療法はタモキシフェン内服
術後放射線治療は25回／50Gy
再発後の薬物療法としてカペシタビン、エリブリン、ゲムシタビン

	10割	3割
術前薬物療法（外来）	¥690,000	¥207,000
手術（入院）	¥890,000	¥267,000
術後薬物療法（外来）	¥73,000	¥21,900
術後放射線治療（外来）	¥641,000	¥192,300
再発後薬物療法（カペシタビン）	¥428,000	¥128,400
再発後薬物療法（エリブリン）	¥2,276,000	¥682,800
再発後薬物療法（ゲムシタビン）	¥117,000	¥35,100
費用総額	¥5,115,000	¥1,534,500

※カペシタビンとゲムシタビンは代謝拮抗薬

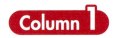

緩和ケアを考える

がんと診断されたときから始まる緩和ケア

　緩和ケアとは、がんにともなう心と体の痛みを和らげることで、患者さんや家族がより豊かな人生を送れるよう支えるケアのことです。緩和ケアというと「末期や終末期に受ける最後の手段」と思っている人が少なくありませんが、がんと診断されたときから受けられます。そして、病気や治療による身体的苦痛だけでなく、精神的・社会的な苦痛などに幅広く対応しています。

　がん患者さんへの緩和ケアは、医師や看護師、薬剤師、ソーシャルワーカーなどさまざまな医療スタッフで構成された緩和ケアチームが担当します。ホスピスのほか、通院や在宅でも緩和ケアを受けることができます。

■ がんの治療と緩和ケアの関係

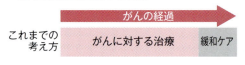

（がん情報サービス「がんの治療と緩和ケア」より）

緩和ケア外来に通院

　治療中や治療が一段落した後でも痛みやつらさがある場合には、通院で緩和ケアチームによる緩和ケアを受けることができます。厚労省から認可された緩和ケアチームの診療を受けた場合、「緩和ケア診療加算」として1日当たり「4,000円×健康保険の自己負担率」がかかります。1か月の医療費合計が一定額以上になれば、高額療養費制度が利用できます。

■緩和ケアチームによる診療（3割負担の場合）
1日当たり
通常の医療費・薬剤費＋緩和ケア診療加算1,200円

※特定の病院で外来による緩和ケアを行った場合、「外来緩和ケア管理料」として3,000円×自己負担率がかかることがある。

緩和ケア病棟に入院

　がんが進行して治療が難しくなった場合などには、緩和ケア病棟（ホスピス）に入院して緩和ケアを中心とした治療を受けることができます。一般病棟に入院して緩和ケアを受けることもできますが、緩和ケア病棟は面会制限がなく、患者さんの家族も過ごしやすい工夫があるなどの違いがあります。緩和ケア病棟はがん相談支援センターなどで探すことができます。

■緩和ケア病棟に30日以内入院（3割負担の場合）
1日当たり
緩和ケア病棟入院料14,778円（49,260円×0.3）

■一般病棟に入院して緩和ケア診療（3割負担の場合）
1日当たり
通常の医療費＋緩和ケア診療加算1,200円＋食事療養費

※厚労省承認の「緩和ケア病棟」をもつ施設では、医療費は定額制。入院期間ごとの「緩和ケア病棟入院料（日額）」は、30日以内では49,260円、31日以上60日以内では44,000円、61日以上では33,000円。

在宅緩和ケアを受ける

　自宅療養中でも、入院中と同じように緩和ケアを受けることができます。自宅で緩和ケアを受ける場合は、訪問診療医、訪問看護師、薬剤師、ケアマネージャー、ホームヘルパーなどの在宅医療体制のなかで行います。「在宅末期医療総合診療（在医総）」という保険診療では、訪問診療と訪問看護料を含めた料金が定められています。

■在宅で緩和ケア（3割負担の場合）
1日当たり
（在医総料14,950円（処方せんなし）＋薬剤費＋看護師交通費）×自己負担率
（在医総料16,850円（処方せんあり）＋薬剤費＋看護師交通費）×自己負担率

在医総の対象となるのは末期がんの患者さんで、訪問診療・看護を行う日が週4日以上であることが算定の条件。

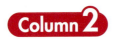
補完代替医療を知る

補完代替医療とは？

　補完代替医療とは、手術、抗がん剤、放射線などの通常の治療とは別に、治療を補う目的で行う医療のことです。

　代替医療といっても、サプリメントや健康食品、鍼灸、マッサージ、運動療法、心理療法、アロマテラピー、温泉療法などさまざまで、「民間療法」と呼ばれるものも含まれます。これらはいずれも、がんの治療効果が科学的に証明されていません。一部を除いて、がんによる症状を軽減する効果なども明らかではありませんから、あくまでも自分が心地よいと感じることを、金銭的に無理のない範囲で受けることが大切です。

　なかには、通常の治療の効果を弱めるなど、健康上のリスクを高めるものもありますので、医師と相談のうえで行うようにしてください。

しっかりとした情報収集を

　補完代替医療については、インターネットや書籍などで数々の情報を読むことができますが、科学的な根拠のないまま「がんに効く」などと書かれているものも少なくありません。国立がん研究センター「がん情報サービス」、独立行政法人国立健康・栄養研究所「健康食品の安全性・有効性情報」といったウェブサイトの情報などを参考にしてください。

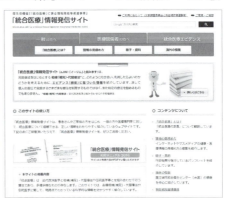

厚生労働省『「統合医療」に係る情報発信等推進事業』
「統合医療」情報発信サイト
サイト内では補完代替医療に関するさまざまな情報を掲載している。
http://www.ejim.ncgg.go.jp/

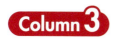
臨床試験(治験)を勧められたら

臨床試験と治験の違い

　新しい治療法や薬には、標準的な治療よりも高い治療効果が期待できる半面、予想外の副作用があったり、期待したような効果がなかったりする可能性もあります。そこで、新しい治療の安全性や効果を確認するために「臨床試験」が行われます。

　臨床試験は、大きく分けて「治験」と「医師・研究者主導臨床試験」の2種類があります。おもに製薬会社が行う「治験」は、厚生労働省から新薬として承認を受けることを目的としています。

　医師や研究者による「医師・研究者主導臨床試験」は、すでに承認されている薬や治療法のなかから最良の治療法を確立することや、よりよい薬の組み合わせなどを検討する目的で行われます。こちらは薬のみでなく、手術や放射線治療なども組み合わせて行われることがあります。

■ 臨床試験の種類

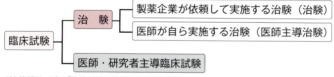

がん情報サービス「臨床試験の種類と仕組み」より

臨床試験に参加するとき

　臨床試験に参加するメリットとしては、「新しい治療法や薬を使える」「検査費用や治療費を軽減できる」などがありますが、一方で、「未知の副作用の可能性」「何度も検査に通う必要がある」などのリスクもあります。臨床試験を考えている患者さんは、臨床研究コーディネーター(CRC)などと相談のうえ、十分に検討する必要があります。

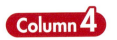

遺伝子検査を受けるには

遺伝性腫瘍の可能性があるがん

　生まれつきがん抑制遺伝子に変異をもつタイプのがんは「遺伝性腫瘍」といい、この遺伝子変異は50％の確率で親から子へと受け継がれます。

　遺伝性腫瘍では、同じ臓器に何度もできる多発がんや、異なる臓器にできる重複がんが多く、最初にできたがん以外の臓器に対しても定期的な検査が必要だとされています。そのため、遺伝性腫瘍が疑われる場合には遺伝子検査を行い、遺伝子変異があるかどうかを調べます。

遺伝カウンセリングを受ける

　遺伝性腫瘍になる遺伝子変異があるかどうかは、遺伝子検査で調べることができますが、そもそも検査を受けるべきか、検査の正確性、検査結果の解釈などを、「遺伝カウンセリング」で相談できます。国立がん研究センター中央病院には遺伝相談外来があり、遺伝子検査の受診前から検査のフォローまで対応しています。

　遺伝相談外来で相談をする場合は通常の保険診療ですが、遺伝子検査は種類によって保険診療、先進医療、自費診療と異なります。

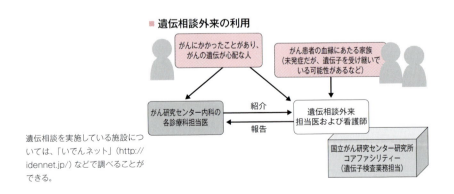

遺伝相談を実施している施設については、「いでんネット」（http://idennet.jp/）などで調べることができる。

第2章 公的医療費助成制度を活用しよう

がんの治療費は、治療の内容によってはとても高額になることもあります。しかし、医療保険以外にも、高額療養費制度をはじめとするさまざまな公的制度があります。治療費の負担を軽減する制度にはどのようなものがあるか、紹介します。

公的医療保険とは

がんの治療に専念するためにも、しっかりと理解しておきたい公的医療保険。まずは、どのような公的制度があるのか知りましょう。

加入している医療保険を確認

　がんに限らず、検査や治療などの医療行為を受けたときの費用には公的医療保険が適用され、医療費の一部を負担してもらえます。「国民皆保険制度」を導入している日本では、すべての国民が何らかの公的医療保険に加入していますが、医療保険にはいくつかの種類があり、所属などによって加入保険が違います。

　おもな医療保険は、会社員が加入する健康保険と、自営業者や専業主婦などが加入する国民健康保険。さらに、健康保険のなかでも会社の規模によって「健康保険組合」と「協会けんぽ」があるなど、所属によって医療保険は異なります。

　医療保険の種類によって、受けられるサービスや手続き窓口などが異なりますので、自分の加入している医療保険を確認しておきましょう。

医療保険の種類

加入者	会社員（扶養家族含む）		船員（扶養家族含む）	公務員（扶養家族含む）	自営業者など	75歳以上
	大企業	中小企業				
保険の種類	組合管掌健康保険（組合健保）	全国健康保険協会管掌健康保険（協会けんぽ）	船員保険	共済組合	国民健康保険	後期高齢者医療制度
窓口	各健康保険組合	全国健康保険協会の各都道府県支部	全国健康保険協会船員保健部	各共済組合	各市区町村窓口	各市区町村窓口

年齢によって異なる負担割合

　公的医療保険の適用が認められた「保険診療」を受けた場合、どの病院で受けた医療サービスでも料金は同じです。しかし、年齢によって、窓口で支払う自己

負担額が異なります。

どのような医療保険でも、70歳未満では3割負担、70〜74歳では2割負担、75歳以上の後期高齢者では1割負担となります。そして、70歳以上でも、一定以上の所得がある「現役並み所得者」は3割負担です。

「混合診療」は全額自己負担

医療保険が認められた「保険診療」以外の治療や薬などは「保険外診療(自由診療)」と呼ばれ、全額自己負担となります。また、原則として、保険診療と自由診療を併用する「混合診療」は禁止です。保険外診療と併せて保険適用となる検査や治療を行った場合は、過去の保険適用の分も含めてすべてが自己負担になってしまいます。

自由診療のなかでも、差額ベッド代や180日を超える入院料などの「選定療養」と、先進医療(152ページ)や医薬品の治験治療費などの「評価療養」については、例外的に保険診療との併用が認められています(保険併用療養費)。

しかし、とくにがん治療では国内未承認の新しい薬を使いたい場合なども多いことから、治験の参加基準に満たない患者さんでも人道的見地から治験に参加できるようにする「拡大治験」が導入されました。

また、先進医療が行われていても受診基準から外れてしまう場合などに、患者さんからの申し出があれば保険外診療との併用を可能とする「患者申出療養」も、2016年から始まりました。

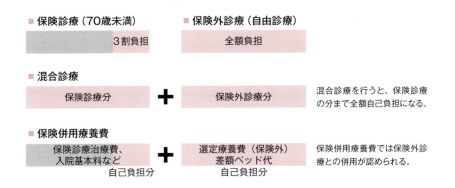

医療費が高額になったとき

　保険診療については、医療費の一部を自分で負担することになりますが、手術や長期間に及ぶ薬物療法など、がん治療における金銭的負担は少なくありません。医療費が高額になった場合には、医療費を軽減できるさまざまな公的制度を利用しましょう。

　代表的なのは「高額療養費制度」で、医療費が高額になった場合、自己負担限度額を超えた分については払い戻しをしてもらえます。その他の制度でも、できる限り経済的負担を軽くすることができます。

■ **医療負担を軽くする制度一覧**

制度	対象者	対応窓口	参照ページ
高額療養費制度	公的医療保険加入者と扶養家族	公的医療保険の窓口	108〜115
高額医療・高額介護合算療養費制度	公的医療保険と介護保険の両方に加入している人		118〜119
高額療養費貸付制度	公的医療保険加入者と扶養家族		116〜117
小児慢性特定疾患医療費助成制度	18歳未満で小児慢性疾患の認定基準に該当する人	市区町村の管轄保健所	120
ひとり親家庭医療費助成制度	ひとり親家庭の18歳までの子ども（障害がある場合は20歳未満まで）と養育者	市区町村の児童福祉担当窓口	120
組合健保の付加給付	組合健保や共済組合の加入者と扶養家族	公的医療保険の窓口	121
所得税の医療費控除	1年間に一定以上の医療費負担があった場合	住所地管轄の税務署	122〜124

収入に不安があるとき

治療のため仕事ができなくなった場合など、安定して収入を得られなくなった場合の手当や支援制度を利用することができます。

■ 収入の不安に対する制度一覧

	制度	対象者	対応窓口	参照ページ
がんで休職した	傷病手当金	組合健保、協会けんぽ、共済組合加入者	公的医療保険の窓口	128〜129
がんで失業した	雇用保険	雇用保険被保険者	住所地管轄のハローワーク	130〜131
	生活保護制度	世帯の収入・資産が最低生活費金額に満たない場合	区市町村の福祉窓口・事務所	136〜137

生活や身体に障害があるとき

治療により身体に障害が生じた場合には、年金や助成などを受けることができます。また、要介護状態となった家族を介護する人を支援する、さまざまな制度もあります。

■ 生活や身体の障害に対する制度一覧

	制度	対象者	対応窓口	参照ページ
障害が残った	障害年金	年金保険料を一定期間払っている年金加入者（65歳未満）	年金事務所、市区町村の国民年金課	132〜133
	身体障害者手帳	人工肛門造設や咽頭部全摘出など、身体に障害が残った人	市区町村の福祉窓口・事務所	134〜135
	介護保険制度	65歳以上の人、または40〜65歳で末期がんと診断された人	公的医療保険の窓口	138〜141
家族が介護休職した	介護休業・介護休暇	要介護状態の家族の介護を行う労働者	勤務先の人事・労務担当	144〜145
	介護休業給付金	要介護状態の家族の介護を行う労働者	勤務地所在地管轄のハローワーク	145

高額療養費制度

がん治療を受けるうえでかならず知っておきたい制度。計算方法のほか、細かな要件、さらに減額される仕組みなどもきちんと理解しておきましょう。

年齢や所得で異なる自己負担限度額

医療機関や薬局で支払った金額が、暦月（月の初めから終わりまで）で一定額を超えた場合、超えた分が払い戻されます。自己負担限度額は年齢や所得によって異なります。

直近12か月間にすでに3回以上高額療養費の支給を受けている場合は、4回目以降の限度額がさらに下がる「多数回該当」が適用されます。

■ 自己負担限度額

＜70歳未満の場合＞

所得区分	1か月当たりの自己負担上限額	多数回該当
①区分ア　標準報酬月額83万円以上（年収約1,160万円～）	252,600円＋（医療費－842,000円）×1％	140,100円
②区分イ　標準報酬月額53万～83万円未満（年収約770万～1,160万円）	167,400円＋（医療費－558,000円）×1％	93,000円
③区分ウ　標準報酬月額28万～53万円未満（年収約370万～770万円）	80,100円＋（医療費－267,000円）×1％	44,400円
④区分エ　標準報酬月額28万円未満（年収～約370万円）	57,600円	44,400円
⑤区分オ　低所得者（住民税非課税）	35,400円	24,600円

＜70歳以上の場合＞

所得区分※1		1か月当たりの自己負担上限額		多数回該当
		外来（個人ごと）	外来＋入院（世帯ごと）	
①現役並み所得者		44,400円	80,100円＋（医療費－267,000円）×1％	44,400円
②一般		12,000円	44,400円	適用なし
③低所得者	Ⅱ（Ⅰ以外）	8,000円	24,600円	適用なし
	Ⅰ（※2）		15,000円	

※1　70歳以上の所得区分について、詳しくは113ページ参照
※2　年金収入のみの場合、年金受給額80万円以下など、総所得金額がゼロ

自己負担額と支給額

たとえば、手術による入院で1か月間の医療費が100万円になった場合、3割負担の70歳未満では30万円支払うことになります。しかし、70歳未満で中程度の年収ならば、限度額87,430円を超える分（212,570円）については払い戻されます。

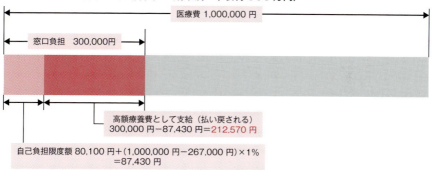

■ 医療費が100万円だった場合（70歳未満・年収約500万円）

費用算出の決まり

高額療養費の対象となるのは、手術や入院費、薬など、保険適用される診療の自己負担額分です。入院費のなかでも差額ベッド代、食費、先進医療にかかる費用は支給の対象となりません。また、同じ月に同じ医療機関を受診した場合でも、入院と外来、医科と歯科は合算できません。

本来、医療機関ごと、診療科ごとの計算となりますが、70歳未満の場合、複数の医療機関の受診や同じ世帯にいる他の人（同じ医療保険に加入していることが条件）の受診でそれぞれ21,000円以上の自己負担があれば合算できます（70歳以上の場合、医療機関、診療科、入院・外来の区別なく合算可能）。

2か月にまたがって入院した場合は、各月ごとの自己負担額に対して、高額療養費の対象となるかどうかを判断します。

自己負担額の合算例＜70歳未満の場合＞

医療費を合算できるとき

　同じ月内に、複数の医療機関でそれぞれ21,000円以上支払った場合は、合算することが可能です（70歳以上は金額の制限はなく合算できます）。ただし、入院と外来、医科と歯科の合算はできません。

　さらに、同じ医療保険に加入する家族のなかで21,000円以上の支払いがあった場合には「世帯合算」が認められますが、共働き夫婦でそれぞれ異なる健康保険に加入している場合などは合算できません。

■ 複数の医療機関の合算（外来と入院は合算不可）
（例）70歳未満・年収約370万～770万円の場合

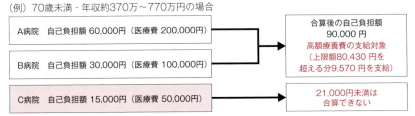

■ 世帯合算
（例）70歳未満・年収約370万～770万円の場合

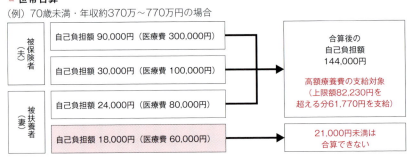

12か月間で3回以上高額療養費に該当したとき

直近の12か月間に3回以上高額療養費の支給を受けた場合、「多数回該当」に適用されてその月の限度額がさらに下がります。

たとえば70歳未満で年収約370万〜770万円の人では、高額療養費の自己負担限度額は「80,100＋（医療費－267,000）×1％」ですが、4回目からは44,400円に減額されます。

多数回該当

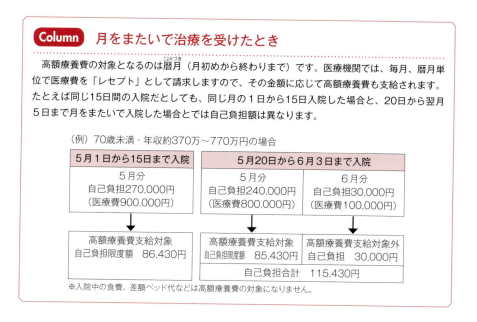

直近12か月間で見ると、6・8・10月と3回高額療養費が支給されているため、当月である12月は限度額が下がる。

Column 月をまたいで治療を受けたとき

高額療養費の対象となるのは暦月（月初めから終わりまで）です。医療機関では、毎月、暦月単位で医療費を「レセプト」として請求しますので、その金額に応じて高額療養費も支給されます。たとえば同じ15日間の入院だとしても、同じ月の1日から15日入院した場合と、20日から翌月5日まで月をまたいで入院した場合とでは自己負担額は異なります。

（例）70歳未満・年収約370万〜770万円の場合

5月1日から15日まで入院	5月20日から6月3日まで入院	
5月分 自己負担270,000円 （医療費900,000円）	5月分 自己負担240,000円 （医療費800,000円）	6月分 自己負担30,000円 （医療費100,000円）
↓	↓	↓
高額療養費支給対象 自己負担限度額　86,430円	高額療養費支給対象 自己負担限度額　85,430円	高額療養費支給対象外 自己負担　30,000円
	自己負担合計　115,430円	

※入院中の食費、差額ベッド代などは高額療養費の対象になりません。

自己負担額の合算例＜70歳以上の場合＞

高齢者は外来のみの上限も設定

　70歳以上の場合、自己負担額の多い少ないに関係なく、複数の医療機関や診療科での自己負担分の合算が認められます。

　また、70歳以上では、外来だけの自己負担限度額が定められています。70歳以上で一般区分の場合の外来と入院を合わせた上限額は44,400円ですが、外来だけで12,000円を超える場合にも高額療養費が支給されます。ただし、外来は個人のみで、世帯合算はできません。

高齢者の世帯合算

　同じ世帯に70歳未満と70歳以上の人がいる場合、家族全員の自己負担額を合算することが可能です。この場合、以下のような順序で自己負担額を合算し、それぞれの限度額を超えた分が支給されます。

①70歳以上の個人ごとの外来の自己負担額を合算し、個人単位の限度額を超えた分を支給。

■ 高齢者の世帯合算

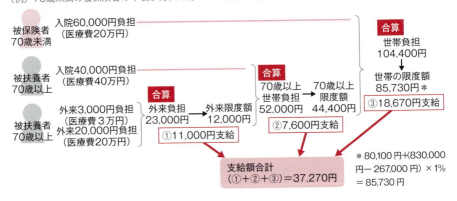

（例）70歳未満の被保険者の年収が約370万〜770万円の場合

②70歳以上の入院の自己負担額に①で残る自己負担分を合算し、70歳以上の世帯単位の限度額を超えた分を支給。
③70歳未満の家族の自己負担額に、②で残る70歳以上世帯の自己負担額を合算し、70歳未満の世帯の限度額を超えた分を支給。

高齢者の所得区分

70歳以上では、「一般」のほか「現役並み所得者」「低所得者Ⅰ」「低所得者Ⅱ」という所得区分が設定されています。

● 現役並み所得者
- 国民健康保険および後期高齢者医療制度に加入：本人または同じ医療保険に加入する70歳以上の市町村民税の課税標準額が145万円以上
- 健康保険に加入：被保険者の標準報酬月額（月給に応じて決まる）が28万円以上

● 低所得者Ⅰ
公的年金だけで生計を立てていて、家族それぞれの年金収入が80万円に満たない場合など、70歳以上で対象となる家族全員の総所得金額が0円になる場合

● 低所得者Ⅱ
低所得者Ⅰ以外の住民税非課税世帯

Column　高額療養費の申請方法

　高額療養費の支給を受ける場合は、加入している公的医療保険（市区町村の国民健康保険担当、健康保険組合、協会けんぽの都道府県支部、共済組合など）に支給申請書を提出します。

　申請の際、医療機関で発行する領収書などの添付を求められることもありますので、申請の方法については、加入している医療保険の窓口に問い合わせてください。

　加入している医療保険によっては、「支給対象になります」というお知らせが送られてきたり、自動的に高額療養費を口座に振り込んでくれたりする場合があります。

　高額療養費の支給は診療を受けた翌月から2年間有効なので、その期間内であればさかのぼって支給申請することができます。

限度額適用認定証

窓口での支払いが限度額だけになる

　高額療養費制度を利用する場合、ひと月の窓口負担が自己負担限度額以上になったとしても、いったんその額を支払い、申請から約3か月後に限度額を超える分が支給されます。

　しかし、入院前に「限度額適用認定証」を発行しておけば、退院時の窓口での支払いが限度額だけになります。また、2012年4月からは、高額な外来診療でも同制度が適用されることになりました。

■ 通常の高額療養費支給の流れ
（例）70歳未満・年収約370万～770万円の人
　　　100万円の医療費で窓口負担（3割）30万円の場合

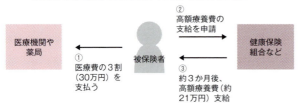

■ 限度額適用認定証を利用したときの流れ
（例）70歳未満・年収約370万～770万円の人
　　　100万円の医療費で窓口負担（3割）30万円の場合

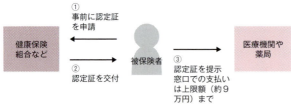

認定証の申請手続き

　限度額適用認定証の申請が必要なのは、70歳未満の人と、70歳以上の非課税世帯（住民税が免除や減額になっている世帯）の人です。70歳以上75歳未満で非課税世帯でない人は「高齢受給者証」と保険証を、75歳以上で非課税世帯でない人は「後期高齢者医療被保険者証」を、それぞれ窓口で提示すれば、自己負担限度額を超えた分を支払う必要がなくなります。

　認定証を希望する場合は、加入している健康保険組合などに認定証交付の申請を行います。

　ただし、限度額適用認定証は、医療機関、薬局ごとの入院・通院別の取り扱いとなるため、1か月間に複数の医療機関に受診して自己負担限度額を超えた場合は、後から高額療養費支給申請書の申請が必要です。

対象者	事前の手続き	病院・薬局の窓口で
70歳未満	加入する健康保険組合などに「限度額適用認定証」の交付を申請	「認定証」を提出
70歳以上の非課税世帯	加入する健康保険組合などに「限度額適用・標準負担額減額認定証」の交付を申請	「認定証」を提出
70歳以上75歳未満で非課税世帯ではない	必要なし	「高齢受給者証」を提出
75歳以上で非課税世帯ではない	必要なし	「後期高齢者医療被保険者証」を提出

限度額適用・標準負担額減額認定

　住民税非課税の世帯に対しては、保険適用分の医療費に加えて、入院中の食事代も減額となる「限度額適用・標準負担額減額認定」を受けることができます。

　この認定を受けることができるのは、70歳未満で所得区分が「住民税非課税」、70歳以上で所得区分が「低所得者Ⅰ」「低所得者Ⅱ」に該当する人です。

　非課税世帯等でない70歳以上は、限度額適用認定証の事前手続きは必要ありませんが、70歳以上でも非課税世帯や生活保護受給者の場合は、限度額適用・標準負担額認定証の申請手続きが必要です。

高額療養費貸付制度

高額療養費の約9割を貸付

　高額療養費が支給されるまで、請求してから3か月くらいかかってしまいます。その間の経済的負担を軽減するために「限度額適用認定証（114ページ）」が発行され、窓口での支払いが限度額だけで済むようになっています。

　しかし、事前申請が間に合わなかったなどの理由で、すでに医療機関から請求が来てしまった場合に、高額療養費支給見込額の8～9割程度を無利子で貸付できるのが「高額療養費貸付制度」です。

　高額療養費を前払いするようなイメージの制度で、適用されれば、各健康保険組合などから直接医療機関に貸付金が支払われます。3か月後には、貸付されなかった残額（高額療養費の1～2割）が高額療養費として被保険者に支給されます。

申請から支給までの流れ

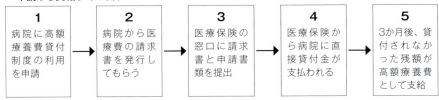

貸付制度を利用できる人

　公的医療保険に加入している人ならば誰でも利用できます。しかし、保険料の滞納がある場合や、医療機関から認められなかった場合など、利用できないこともあります。

　ただし、貸付される割合や申請方法、提出書類は加入している医療保険によって異なります（国民健康保険でも市町村によって異なる）。この制度の利用を希望する場合は、加入する医療保険の窓口に問い合わせをしてください。

貸付金額と返済方法

　貸付額は高額療養費に該当する金額の8～9割程度とされていますが、組合健保や協会けんぽ、国民健康保険によって差があります。

　この制度を利用する場合、窓口では高額療養費制度の自己負担限度額と、貸付されない残りの1～2割を支払います。また、入院中の食費や差額ベッド代などは窓口で自己負担することになります。

　「貸付」「融資」と聞くと「返済が必要なのでは？」と考えてしまいますが、実際には高額療養費の前払いをするようなもので、その後本人が返済などをする必要はありません。貸付されなかった限度額を超える差額についても、約3か月後に支給されます。

Column　高額療養費受領委任払制度

　国民健康保険に加入している場合、市区町村によっては、高額療養費の請求・受け取りを医療機関が代行して行う「高額療養費受領委任払制度」という制度を利用することができます。

　この制度は、窓口で高額療養費の限度額だけを支払えばよいという点では「限度額適用認定証」と同じです。しかし、高額療養費受領委任払制度は認定証の提示などが必要ありません。医療機関は高額療養費に当たる金額を直接保険者に請求し、保険者も直接医療機関に対してその金額を支払います。

　制度利用に関しては、高額な医療費の支払いが困難である旨を各市区町村の国民健康保険窓口に申請したうえで、医療機関とも受領委任契約を行う必要があります。

　ただし、市区町村、医療機関によっては高額療養費受領委任払制度を行えないことがありますので、事前の確認が必要です。

高額医療・高額介護合算療養費制度

介護保険受給者もいる世帯が対象

　がん治療を受けている人のほかに要介護の家族がいる場合などは、経済的な負担がさらに重くなります。そのような経済的負担を軽減するため、公的な医療保険と介護保険の両方を利用している世帯では、1年間に支払う医療費・介護費の自己負担の合計に限度額が設定されます。限度額を超えた分については、医療保険と介護保険の自己負担額に応じて、それぞれの保険者から支給されます。

　高額療養費制度は1か月ごとの医療費で計算するのに対して、高額医療・高額介護合算療養費制度は1年間（毎年8月1日〜翌年7月31日）の医療費と介護費の合計金額から計算します。

■ 高額医療・高額介護合算療養費制度のイメージ

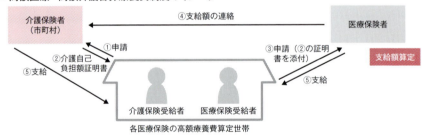

（例）夫婦ともに75歳以上（住民税非課税）。夫が医療サービス、妻が介護サービスを受けている世帯の場合

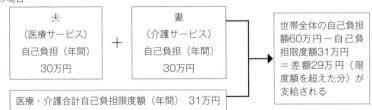

自己負担の限度額

　高額医療・高額介護合算療養費制度を利用する場合の自己負担限度額は、年額56万円を基本として、加入している医療保険や所得・年齢区分によって細かく設定されています。

　所得区分は高額療養費制度と同じく「一般」「現役並み所得者」「低所得者Ⅰ」「低所得者Ⅱ」で設定。たとえば75歳以上の後期高齢者医療制度利用者と介護保険利用者がいて、所得区分が「一般」となる世帯では、年間の自己負担限度額は56万円となります。

自己負担限度額（年額）

＜70歳未満の場合＞

所得区分	自己負担限度額
標準報酬月額83万円以上 （年収約1,160万円～）	212万円
標準報酬月額53万～83万円未満 （年収約770万～1,160万円）	141万円
標準報酬月額28万～53万円未満 （年収約370万～770万円）	67万円
標準報酬月額28万円未満 （年収～約370万円）	60万円
低所得者 （住民税非課税）	34万円

＜70歳以上の場合＞

所得区分		自己負担限度額
現役並み所得者		67万円
一般		56万円
低所得者	Ⅱ	31万円
	Ⅰ	19万円

70～74歳の人と70歳未満の人が混在する世帯

　高額医療費と高額介護費の両方の対象となり、70～74歳の人と70歳未満の人が混在する世帯では、まず70～74歳の人にかかる自己負担合算額から70～74歳の自己限度額を適用します。そこで残った自己負担額と、70歳未満の人にかかる自己負担合算額を合わせた額に、70歳未満の限度額が適用されます。

その他の公的医療費助成制度

治療費の負担を軽減する公的制度としては高額療養費制度が代表的ですが、その他にも年齢や所得に応じた制度があります。

小児慢性特定疾患医療費助成制度

　子どもの医療費は、自治体によって一部または全額が負担されます。ただし、小児がんや慢性疾患の場合は治療が長期間に及び、経済的負担も少なくありません。

　そこで、小児がんを含む特定慢性疾患（704疾患・14疾患群）の18歳未満（引き続きの治療が必要な場合は20歳未満まで）に対しては、医療費の助成が受けられます。助成対象となるのは、医療費、入院時食事療養費標準負担額（一部対象外あり）、治療に要する補装具、訪問看護療養費です。ただし、この助成を受けられるのは、指定医療機関で受診した場合に限ります。

年収の目安 （夫婦2人子ども1人世帯）		自己負担上限額（外来＋入院：2割）			既認定者（平成29年12月31日まで）		
		原則					
		一般	重症*	人工呼吸器装着者	一般	重症*	人工呼吸器装着者
生活保護		0円			0円		
市町村税非課税	低所得Ⅰ （～約80万円）	1,250円			1,250円	1,250円	
	低所得Ⅱ （～約200万円）	2,500円		500円	2,500円		500円
一般所得Ⅰ(～約430万円)		5,000円	2,500円		2,500円	2,500円	
一般所得Ⅱ(～約850万円)		10,000円	5,000円		5,000円		
上位所得（約850万円～）		15,000円	10,000円		10,000円		
入院時の食費		1/2自己負担			自己負担なし		

＊小児慢性特定疾患治療研究事業の重症患者
2015年1月1日以降、小児慢性特定疾患医療費助成制度の対象疾患が拡大し、自己負担額が変更になりました。すでに認定を受けている人に対しては、3年間の経過措置により自己負担が軽減されます。

ひとり親家庭医療費助成制度

　母や父（または両親がいない児童の養育者）のみで子どもを育てているひとり親世帯で、18歳未満（障害がある場合は20歳未満）の子どもがいる場合に医療費が助成されます。所得制限や助成対象は自治体により異なり、市区町村によっては入院時食事療養・生活療養標準負担額を助成することもあります。

組合健保の付加給付

　大企業を中心とした組合健保、公務員などが加入する共済組合では、公的な医療費助成制度に加えて、独自の上乗せ給付である「付加給付」が受けられることがあります。ただし、給付内容や金額は健康保険組合によって異なります。
　さらに健康保険組合以外でも、労働組合や社員の互助会、福祉会などと呼ばれるところから給付を受けられることがあります。

■ 付加給付の種類と内容

付加給付	給付内容（例）
高額療養費付加給付（一部負担還元金）	一部負担額が1件につき25,000円（月額）を超えた分を給付
合算高額療養費付加給付	合算高額療養費が支給される際、一部負担額が1件につき25,000円（月額）を超えた分を給付
訪問看護療養費付加給付（家族）	家族訪問看護療養費が支給される際、一部負担額が1件につき25,000円（月額）を超えた分を給付
傷病手当付加給付	傷病手当金に加え、標準報酬日額の10％を最長3年間給付
差額ベッド代給付金	1日3,000円を給付
長期入院見舞金	30日以上入院した場合に20,000円を給付

> **Column　国民健康保険の自己負担減免制度**
>
> 　自営業の人などが加入する国民健康保険では、医療機関の窓口で支払う3割の医療費自体が減額・免除される「一部負担金の免除」という制度があります。これは健康保険料の減免とは別の制度です。
> 　減免の基準は市区町村が独自に定めていますが、災害による著しい損害、干ばつや冷害による農作物の不作、廃業などにより、一定期間に著しく収入が減少した場合に、窓口で支払う一部負担金が減額、免除、猶予になります。詳しい基準や申請方法などは、各市区町村の国民健康保険課にお問い合わせください。

医療費控除

通常確定申告をしない会社員でも、年間の医療費が10万円を超えた場合に医療費控除を申告すれば、所得税の一部が戻ってきます。

医療費控除とは？

　会社員の場合は所得税が給料から天引きされているため、自分で税の申告をしたことのない人が少なくありません。しかし、1年間（1月1日から12月31日まで）にかかった医療費が10万円以上になった場合は「医療費控除」の対象となり、確定申告をすることで所得税が還付されます。

　税額を決める基準となる所得から医療費控除分が差し引かれ、すでに支払っている所得税の一部が戻ってくるという仕組みです。さらに翌年の住民税額も、医療費控除が反映された所得額により算出されるので、割安になります。

　医療費控除は、高額療養費制度のように直接医療費を助成する制度ではありません。医療費を安くする公的医療制度ではなく、税金を安くすることでトータルでの経済負担を軽減するものです。公的医療保険制度が健保組合や市区町村の国民健康保険課に申請するのに対して、医療費控除は税務署への確定申告で行います。

■ 医療費控除の申告で所得税が戻る仕組み
（例）課税所得600万円の人が、医療費控除30万円を申告する場合

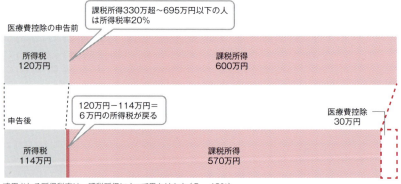

適用される所得税率は、課税所得によって異なります（5〜40％）。

医療費控除の対象になる費用

　医療費控除では、保険適用となる医療費だけでなく、保険適用外の医療費や通院にかかった交通費など、治療のために使われたお金の多くが対象となります。その点も、高額療養費などとは大きく違うところです。

　治療のための出費であることが基準なので、同じ治療でも控除対象となる場合とならない場合でもあります。たとえば、整骨院での施術を受ける場合、ケガや骨折後の治療目的として行う場合には医療費控除となりますが、疲れを癒したり体調を整えることを目的としている場合は対象となりません。

　そして、世帯全員の医療費の合計が10万円を超えた分について、医療費控除を申告することができます。

医療費控除の対象になる	医療費控除の対象にならない
・医師または歯科医師による診療、治療費 ・代替医療、免疫療法など保険診療でない治療費 ・治療に必要な薬（薬局で購入した市販のかぜ薬などを含む）、医師の指示によるビタミン剤など ・入院、通院のための交通費 ・必要がある場合の入院差額ベッド代 ・マッサージ師、鍼灸師、柔道整復師による施術代金 ・医療器具の購入、レンタル料金 ・介護保険サービス利用料の一部 ・出産、不妊治療にかかる費用	・健康診断、人間ドックの費用（その検査により異常が見つかり、そのまま治療を行えば控除対象） ・美容目的の外科治療や歯科治療 ・病気予防や健康増進を目的としたビタミン剤やサプリメントなど ・自動車で通院する場合の駐車場代やガソリン代 ・治療目的以外のマッサージや鍼灸など ・治療に直接必要のないメガネやコンタクトレンズの代金 ・ウイッグや帽子などの費用

医療費控除で戻ってくる額

　医療費控除によって還付される金額は、その年（1月1日から12月31日）に支払った医療費（自己負担額）の合計から、民間生命保険金などで補てんされた金額と10万円を引いた額となります。

　たとえば、課税される所得金額が300万円で所得税率が10％の人の場合、1年間の医療費の合計が100万円で、入院給付金などで30万円の給付があったときの医療費控除額は60万円（100万円－30万円－10万円）となり、60万円の所得税である6万円が還付されます。

　医療費控除の対象は10万円を超えた分とされていますが、年間所得が200万円未満の人の場合、年間所得の5％を超えた分を超えた額で算出することができます。

　また、住民税の税率は一律で10％なので、翌年支払う住民税についても6万円分節税できることになります。

■ **医療費控除額**

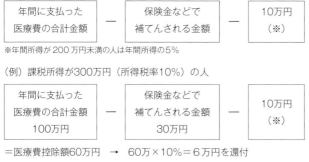

確定申告をするとき

　医療費控除を受けるための確定申告は、毎年2月16日から3月15日まで（原則）とされています。

　申告をするときは、その前年にかかった医療費の領収書やレシートが必要です。確定申告書類の作成は、国税庁HPの「確定申告書類等作成コーナー」が便利です。源泉徴収票を見ながら、パソコン上で必要な箇所だけ記入すれば、自動的に税額等が計算されます。

Column 5
療養生活の基本

自分が大切にしたいことを整理する

　手術や抗がん剤治療などの治療がひととおり終わった後は、療養生活を送ることになりますが、それまでと同じような生活ができるとは限りません。がんの症状や治療の副作用などで体調が万全ではないこともありますし、通院をしながら仕事を続けることが困難なこともあります。

　そのようななかで、どのようにしてQOL（生活の質）を高めつつ自分らしい療養生活を送るか。まずは自分のなかで大切にしたいこと、生活のなかでの優先順位を考えてみましょう（『わたしの療養手帳』が便利です）。

療養中の食事と栄養

　療養中の食事はとても大切なものですが、治療の影響で食欲がないときには、無理して食べることはありません。食べられるものを少量ずつ何回かに分けて食べたり、外食をして気分転換を図ったりするなど、楽しみながらバランスよく食べることが食生活の基本です。

　治療の内容によって、塩分やたんぱく質を控えること、食事の形態など、医師から指示がある場合もありますが、具体的な食事内容に不安があるときは、看護師や栄養士に相談してみましょう。

心と体をリラックスさせる

　体調を整えるには、規則正しい生活を送ること。担当医から運動の許可が出ていれば、無理のない範囲でからだを動かすことも大切です。

　そして、運動と同じくらい大切なのが休息や睡眠です。病気に対する不安などから十分な睡眠がとれないこともあるので、なかなか改善されない場合にはかかりつけ医やがん相談支援センターで相談してください。また、自分なりのストレス解消法を見つけることもおすすめです。

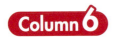

がんのリハビリテーション

治療前後のリハビリでQOLを高める

　がんの痛みやだるさ、手術や抗がん剤による食欲低下などで体力が衰えてしまうことがありますが、その後のQOLを高め、自分の望む生活を続けるためにもリハビリは大切だと考えられています。また、手術や抗がん剤、放射線治療の前に、合併症や後遺症を予防する目的で行うリハビリがあります。

リハビリを受けられる医療機関

　がんのリハビリでは、担当医や看護師のほか、リハビリ医、理学療法士、作業療法士、言語聴覚士などのリハビリスタッフとの連携が重要です。このようなリハビリ体制の整った医療機関は限られていますが、2010年の診療報酬改定にて、規定の要件を満たす医療機関には「がん患者リハビリテーション料」という診療報酬が加算されることになりました。

　がん患者リハビリテーション料を算定している病院の情報については、がん相談支援センターで調べることができます。

■ がん患者リハビリテーション料の対象患者

1）	食道がん、肺がん、縦隔腫瘍、胃がん、肝臓がん、胆嚢がん、膵臓がんまたは大腸がんと診断され、当該入院中に閉鎖循環式全身麻酔により、がんの治療のための手術が行われる予定の患者、または手術が行われた患者
2）	舌がん、口腔がん、咽頭がん、喉頭がんその他頸部リンパ節郭清を必要とするがんにより入院し、当該入院中に、放射線治療もしくは閉鎖循環式全身麻酔による手術が行われる予定の患者、または行われた患者
3）	乳がんにより入院し、当該入院中にリンパ節郭清をともなう乳房切除術が行われる予定の患者、または行われた患者で、術後に肩関節の運動障害等を起こす可能性がある患者
4）	骨軟部腫瘍またはがんの骨転移に対して、当該入院中に患肢温存術もしくは切断術、創外固定もしくはピン固定等の固定術、化学療法または放射線治療が行われる予定の患者、または行われた患者
5）	原発性脳腫瘍または転移性脳腫瘍の患者であって、当該入院中に手術もしくは放射線治療が行われる予定の患者、または行われた患者
6）	血液腫瘍により、当該入院中に化学療法もしくは造血幹細胞移植が行われる予定の患者または行われた患者
7）	当該入院中に骨髄抑制を来しうる化学療法が行われる予定の患者、または行われた患者
8）	在宅において緩和ケア主体で治療を行っている進行がんまたは末期がんの患者であって、症状増悪のため一時的に入院加療を行っており、在宅復帰を目的としたリハビリテーションが必要な患者

第3章 収入や生活の不安を支える公的制度など

がんの治療のために仕事を休むと、治療費だけでなく、収入の減少や失業の不安なども大きな悩みの種になります。休業する際に受けられる支援や、働けなくなった場合に生活を支えてくれる数々の公的制度などを紹介します。

傷病手当金

会社員や公務員などの場合、病気で休職することになったときに生活を支える「傷病手当金」が支給されます。

傷病手当金とは

　傷病手当金は、大手企業の会社員が加入する組合健保、中小企業などの会社員が加入する協会けんぽ、公務員が加入する共済組合などによる制度です。自営業者などが加入する国民健康保険では受け取ることができません。ただし、建設業や理容師など同業者で加入する国民健康保険組合では傷病手当金が支給される場合があります。

　傷病手当金は被保険者本人が病気などで休職した場合のみ支給され、扶養家族には支給されません。支給される金額は、1日につき、標準報酬日額の2/3に相当する額（1円未満は四捨五入）です。標準報酬日額は、標準報酬月額の1/30として算出します。たとえば、標準報酬月額が30万円ならば標準報酬日額は1万円なので、1日当たり1万円の2/3に相当する6,667円が支給されます。

支給される条件

　傷病手当金を支給されるには、以下の条件を満たしている必要があります。

1）病気やケガの療養のための休業
　入院や通院などの病気療養に限らず、自宅療養期間も対象となります。

2）仕事に就くことができない
　「労務不能」の判定は、医師など療養担当者の意見などをもとに判断されます。まったく働けない場合だけでなく、「本来の仕事ができない」と判断されれば、支給の対象となります。

3）労務不能の日が3日以上連続している
　仕事ができなくなった日から起算して3日間は支給されず、4日目から支給されます。

4）給料などが支払われない
　給料の支払いがあっても傷病手当金額より少ない場合は、差額が支払われます。

支給される期間

傷病手当金の支払いが開始するのは、労務不能になった日から連続して3日間が過ぎた4日目から（待機3日間）。待機には土日祝日や有給休暇も含まれ、その間に給料の支払いがあっても関係ありません。

支給される期間は、支給開始日から最長1年6か月です。この間に一時的に復職して、その後再び休職した場合でも、復職した期間も支給期間に含まれます。雇用保険の基本手当を受け取る場合は、この期間が終了してから支給されます。

申請を行う場合は、医師による診断書類や勤務先による給与の支払い状況の証明などを用意し、組合健保や協会けんぽにて手続きします。

■ 傷病手当金が支給されるケース、支給されないケース

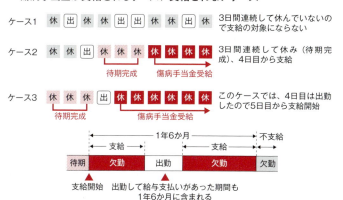

支給額の算出方法

具体的な支給額は、標準報酬月額から算出します。

標準報酬月額が30万円の人が30日間連続して休んだ場合の算出方法は以下のとおりです。

標準報酬日額	300,000円÷30日	＝10,000円
1日あたりの傷病手当金	10,000円×2/3日	＝6,667円
この期間の支給額	6,667円×27	＝180,009円

※30日連続して休みのうち最初の3日間は待機なので、傷病手当支給日数は27日間。

雇用保険

がん治療のため、働く意思と能力があるのに仕事に就くことができないという場合、雇用保険の基本手当が支給されます。

失業した人を支援する雇用保険

　雇用保険は、労働者の生活と安定した雇用を守るためのものです。定年、倒産、契約期間の満了などにより離職した場合、失業中の生活を心配することなく仕事を探して再就職できるよう、失業給付の基本手当が支給されます。基本手当の支給が受けられる日数は、離職時の年齢、被保険者だった期間、離職理由などによって、90～360日の間で決められます。

　ただし、失業給付の対象となるのは「働く意思と能力があるが失業している人」ですから、病気や妊娠・出産などですぐに就職できない人は基本手当を受けることができません。また、離職する前の2年間で、雇用保険の被保険者期間（賃金支払いの基礎となった日数が11日以上ある月）が12か月以上あることも受給の条件となります。

基本手当の受給期間

　雇用保険の基本手当を受給できる期間は、原則として、離職翌日から1年間とされています。しかし、病気やケガ、妊娠、出産などの理由により、継続して30日以上働くことができなくなった場合は、最長3年間受給期間を延長することができます。本来の受給期間を含めると、受給期間は最大で4年間です。

　がんの治療ですぐに働けないという人は、失業給付の対象となる「失業」とは認められず、基本手当を受け取ることができません。そのままでは1年間の受給期間が終了してしまいます。しかし、受給期間の延長手続きをしておけば、働ける状態になってから基本手当を受給できます。また、傷病手当金と基本手当を同時に受給することはできませんが、傷病手当金の受給期間は1年6か月間なので、受給期間を延長することで、その後基本手当も受給できるようになります。

　受給期間の延長をするときは、働けなくなった日の翌日から1か月以内にハローワークに届出を行います。その際、診断書などが必要になります。

支給される額

　雇用保険の基本手当として受給できる1日当たりの金額（基本手当日額）は、原則として、離職前の6か月間に支払われた給与の合計を180で割って算出した額の約50～80％で、賃金が低いほど高率になります。

　基本手当日額は年齢区分ごとに上限額と下限額が定められています。2014年度の平均定期給与額が前年比約0.07％増加したことから、2015年8月1日から上限額が変更になり、それまでの金額より5円（日額）高くなりました。

■ **年齢区分ごとの基本手当日額**

離職時の年齢	給付率	上限額	下限額
29歳以下	50～80％	6,395円	1,840円
30～44歳		7,105円	
45～59歳		7,810円	
60～64歳	45～80％	6,714円	

非正規労働者でも受給可能

　雇用保険の基本手当を受給するには、12か月以上の雇用保険被保険者期間が必要ですが、「特定受給資格者」または「特定理由離職者」については、離職前日の1年間に、通算して6か月以上の被保険者期間があれば認められることになりました。

　これらは「雇い止め」となった非正規労働者に対する緩和措置として制定されたもので、パートタイム労働者でも「31日以上引き続き雇用される見込みがある」「1週間の所定労働時間が20時間以上」のどちらかに該当する場合は雇用保険の被保険者となります。

◎特定受給資格者：倒産、解雇（自己の責めに帰すべき重大な理由による解雇を除く）等により離職した人

◎特定理由離職者：①特定受給資格者に該当しない非正規労働者で、期間の定めのある労働契約の期間満了後、更新されずに離職した者、②病気やケガ、妊娠、出産、介護、結婚にともなう転居など、正当な理由のある自己都合により離職した人

障害年金

病気などにより生活や仕事に支障が出た場合に支給される障害年金。一定の障害要件を満たせば、がん患者さんでも受けることができます。

がんでも受給できる障害年金

　障害年金は、病気やケガによる障害のために、生活や仕事に支障が生じる場合に支給される公的年金制度です。初診日に国民年金または厚生年金の加入者であること、保険料の納付要件（初診日の前々月までの公的年金加入期間において、保険料滞納期間が1/3以上でない）を満たしていることが条件で、一定の障害の状態にあることが認められれば、がんの患者さんでも障害年金を受給することができます。

　障害等級は1～3級（国民年金の障害基礎年金は1～2級）で、障害認定日から1年6か月経過した時点での身体の状態がこの等級に当てはまっている場合に認定されます。障害認定日とは、人工肛門を造設した日、咽頭全摘出した日などで、治療の副作用による倦怠感（けんたいかん）、末梢神経障害などが初診日から1年6か月後もあり、現在の仕事に支障をきたしていると認められれば認定される可能性もあります。

障害年金の等級

　がんの治療で障害年金の対象になるのはおもに、咽頭がんで咽頭部を全摘出、肺がんで在宅酸素療法、直腸がんで人工肛門造設、骨肉腫で人工関節を挿入などですが、その他のがん治療でも認定を受けられる可能性があります。

■ 障害年金の等級

等級	状態	対象
1級	自分では身の回りのこともできないため、つねに他人の介助を必要としており、活動の範囲がベッド周辺に限られるもの	国民年金 厚生年金
2級	すべてにおいて他人の介助を必要とするものではないが、日常生活は極めて困難で、自力での屋外への外出等は不可能であるため活動は病棟内や家屋内に限られるもの	
3級	傷病が治癒していないため労働に制限を受けるもの、または傷病は治癒したが労働に制限を受けるもの	厚生年金

国民年金の「障害基礎年金」

　国民年金に加入していて、初診日に65歳未満で、一定の障害の状態にある人は、障害基礎年金を受給することができます。現在は退職して国民年金に加入している人でも、初診日の時点では会社員で厚生年金に加入していたのであれば、障害基礎年金を上乗せして受給することが可能です。

　年金額は1級障害が975,125円、2級が780,100円。受給者に18歳以下（障害者は20歳未満）の子どもがいる場合は、子どもの人数に応じて加算されます。

■障害基礎年金の年金額（2016年4月現在）

【1級】780,100円×1.25＋子の加算
【2級】780,100円＋子の加算

※子ども（18歳到達年度までの子、障害者は20歳未満）の加算
第1子・第2子　　各　　224,500円
第3子以降　　　　各　　 74,800円

厚生年金の「障害厚生年金」

　会社員で厚生年金に加入している人は、障害厚生年金を受給することになります（支給要件や障害認定時は障害基礎年金と同じ）。

　障害厚生年金の金額は、給与（平均標準報酬月額）によって異なり、障害等級3級まで認定されます。1、2級では配偶者加給年金額（224,500円）が加算され、3級では最低保障額（585,100円）が設定されています。また、3級に達しない場合でも、軽い障害が残った場合に「障害手当金」が支給されます。

■障害厚生年金の年金額（2016年4月現在）

【1級】報酬比例年金額×1.25＋配偶者の加給年金額（224,500円）
【2級】報酬比例年金額＋配偶者の加給年金額（224,500円）
【3級】報酬比例年金額　（最低保障額　585,100円）

【障害手当金（一時金）】　報酬比例年金額×2

身体障害者手帳

がんの治療により重い障害が残ったときには、身体障害者手帳を申請することができ、さまざまな助成や公的サービスを受けられるようになります。

がんで身体障害者手帳を申請できるとき

　身体障害者手帳は、身体障害者福祉法により身体に障害がある人の生活を支援するためのものです。障害年金と同様に、治療により障害が残った場合などに身体障害者手帳を受け取ることができます。

　がんで身体障害者手帳が認められるケースとしては、頭頸部がんで咽頭部を摘出して声を出せなくなった場合、肺がんで呼吸機能が低下して在宅酸素療法を行う場合、直腸がんや膀胱がんで人工肛門(ストーマ)を造設した場合、骨肉腫による骨の切除により人工骨頭や人工関節を挿入した場合などがあります。

　障害認定には「一定以上永続すること」が要件とされていて、回復の可能性がある場合には認められません。

　身体障害者手帳は、障害の部位や障害の程度によって1級〜7級までに分かれています。等級に応じて受けられる支援サービスは異なり、等級が重い人ほど手厚いサービスを受けることができます。

■ 身体障害者障害程度等級表

障害の種類	等級
視覚障害	1〜6級
聴覚障害	2〜4級・6級
平衡機能障害	3級・5級
音声機能・言語機能・咀嚼機能障害	3級・4級
肢体不自由(上肢・下肢・体幹)	1〜7級
内部障害(心臓・腎臓・呼吸器・膀胱・直腸・小腸)	1級・3級・4級
内部障害(免疫機能障害・肝臓)	1〜4級

受けられる支援サービス

　身体障害者手帳により受けられる支援サービスは等級によって異なるだけでなく、住んでいる地域によって異なりますが、下記のような支援を受けられる可能性があります。
①医療費の助成
②福祉機器の交付
③所得税・住民税・相続税の優遇
④自動車税・自動車取得税の優遇
⑤バス・鉄道など公共交通機関の運賃の割引
⑥福祉タクシーを利用するときの料金の助成
⑦高速道路・有料道路の通行料金の割引
⑧公立施設の入場料の免除・割引
⑨公共料金・NHK受信料の免除
⑩携帯電話の基本料金や通話料金等の割引
　等級が1、2級は重度、3級以下は中度・軽度と区分されていて、重度の場合は「重度心身障害者医療費助成制度」が利用でき、あらゆる病気やケガの治療にかかる医療費が無料（自治体や所得によって異なる）になる場合があります。

申請する方法

　身体障害者手帳の申請は、自分が住んでいる市区町村役所の福祉課または福祉事務所にて行います。この窓口で診断書・意見書などの用紙を入手し、指定医師の診断を受けます。指定医師は、身体障害者福祉法の規定により都道府県知事が指定した医師で、視覚障害や聴覚障害など障害の分野ごとに決められています。
　指定医師による診断書・意見書に、身体障害者手帳交付申請書、写真を添えて申請すると、通常、1～3か月程度で身体障害者手帳が交付されます。
　医療の進歩やリハビリの効果により、将来的に障害程度の変化が予想される場合には、指定された期日までに再認定のための診断書・意見書を提出します。

生活保護

がんの治療が長期化し、あらゆる制度を利用してもなお生活が逼迫してしまったときに最低限の生活を送るための援助制度として、生活保護があります。

最低限の生活を維持するための生活保護

　がん治療のために仕事ができないうえに、世帯全員の資産や蓄え、年金や手当などの公的制度など、あらゆる手段を尽くしても最低限の生活を維持することが難しいという場合に、生活保護を受けることができます。

　生活保護制度は、日本国憲法で定められた「健康で文化的な最低限の生活」を保障するとともに、自立を助長するための制度です。

　生活保護制度を利用する場合、生活保護費として生活に必要な金額が支給されるほか、医療扶助や住宅扶助など、生活を営むうえで必要なさまざまな費用に対して扶助を受けることができます。

支給の条件

　生活保護を受けることができるのは、あらゆる手段を尽くしても最低限の生活を維持できないと判断された場合です。「資産がない」「働けない」などの条件を満たす必要があります。生活保護の対象となるのは世帯単位で、収入や資産なども世帯全員の合計額で見られます。

　生活保護の支給要件では、以下のそれぞれを活用することが前提となります。

● **資産の活用**
　預貯金、生活に利用されていない土地・家屋などがある場合、売却して生活費に充てる。

● **能力の活用**
　働くことが可能な場合、その能力に応じて働く。

● **制度の活用**
　年金や手当などほかの制度で給付が受けられる場合、まずそれらを利用する。

● **扶養義務者の扶養**
　親族等から援助を受けられる場合、援助を受ける。

生活保護の種類

　生活保護費は、収入が、厚生労働大臣が定めた基準により算出された「最低生活費」に満たない場合の差額が支払われます。この場合の収入には、就労による収入のほか、年金、児童扶養手当、親族による援助なども含まれます。

　基準となる最低生活費は、住んでいる地域（級地）、家族の年齢、人数などによって定められており、母子世帯には加算があります。

　生活保護が認められると、「生活」「住宅」「教育」「医療」「介護」「出産」「生業」「葬祭」のそれぞれについて扶助が受けられます。

　医療扶助では、診察、薬剤・治療のための材料費、治療・手術、入院療養、自宅療養、移送にかかわる費用が支給の対象となり、保険適用となる医療では自己負担額がゼロになります。

■ 生活保護で受けられる扶助の種類

種類	生活を営む上で生じる費用	支給内容
生活扶助	日常生活に必要な費用（食費・被服費・光熱費等）	食費等の個人的費用、光熱水費などの世帯共通費用を合算して算出（母子世帯など特定世帯への加算あり）
住宅扶助	アパートなどの家賃	定められた範囲内で実費を支給
教育扶助	義務教育を受けるために必要な学用品費	定められた基準額を支給
医療扶助	医療サービスの費用	費用は直接医療機関に支払い（本人負担なし）
介護補助	介護サービスの費用	費用は直接介護事業者に支払い（本人負担なし）
出産扶助	出産費用	定められた範囲内で実費を支給
生業扶助	就労に必要な技能の習得等にかかる費用	定められた範囲内で実費を支給
葬祭扶助	葬祭費用	定められた範囲内で実費を支給

申請の方法

　生活保護制度の利用を希望するときは、住んでいる地域を所管する福祉事務所または市区町村の福祉課に相談します。審査に必要な書類等は特別ありません。

　申請の際には、「生活状況を把握するための家庭訪問などの実地調査」「預貯金、保険、不動産等の資産調査」「扶養義務者による扶養可否の調査」「年金等の社会保障給付、就労収入等の調査」「就労の可能性の調査」などを行い、支給が可能かどうかの審査が行われます。受給中は収入の状況を毎月申告します。

介護保険制度

病気や高齢により介護・支援が必要になった場合、介護保険制度によりさまざまな介護サービスを受けることができます。

介護保険の対象者

　介護保険は40歳になる月から被保険者となり、介護サービスを受けられるようになります。介護保険被保険者のうち65歳以上については、要介護・要支援と認められれば誰でも対象となりますが、40歳から64歳までは、末期がんや関節リウマチなど16特定疾患により介護・支援が必要になった人が対象となります。

　要介護・要支援と認定されている人は、2012年のデータでは65歳以上が40歳から64歳に比べて35倍以上も多く、ほとんどが高齢者ですが、2006年4月から特定疾患に「末期がん」も加わりました。

■ 介護サービスの対象者や受給要件

【第1号被保険者】
対象者：65歳以上の人
受給要件：要介護状態（寝たきり、認知症などで介護が必要な状態）または要支援状態（日常生活に支援が必要な状態）。原因は問わない。

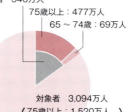

要介護（要支援）
認定者　546万人
75歳以上：477万人
65～74歳：69万人

対象者　3,094万人
（75歳以上：1,520万人、
　65～74歳：1,574万人）

【第2号被保険者】
対象者：40～64歳の医療保険加入者
受給要件：末期がん、関節リウマチ、脳血管疾患などの特定疾患により、要介護・要支援状態になった場合。

要介護（要支援）
認定者　15万人

対象者　4,275万人

厚生労働省「公的介護保険制度の現状と今後の役割」（平成26年）より

【特定疾患】
①末期がん
②関節リウマチ
③筋萎縮性側索硬化症（ALS）
④後縦靱帯骨化症
⑤骨折を伴う骨粗鬆症
⑥初老期における認知症
⑦パーキンソン病関連疾患
⑧脊髄小脳変性症
⑨脊柱管狭窄症
⑩早老症
⑪多系統萎縮症
⑫糖尿病性神経障害、糖尿病性腎症および糖尿病性網膜症
⑬脳血管疾患
⑭閉塞性動脈硬化症
⑮慢性閉塞性肺疾患
⑯両側の膝関節または股関節に著しい変形を伴う変形性関節症

介護保険利用までの流れ

　介護サービスの利用を希望する場合、本人または家族が市区町村の窓口に申請を行います。その後、訪問調査や医師の意見書などをもとに審査が行われ、原則として申請から30日以内に認定結果が通知されることになっています。

　介護度は、身体の状態や必要とされる介護の内容・時間などに応じて「要介護1～5」「要支援1～2」「非該当（自立）」に分かれ、それぞれの介護度に合わせた「ケアプラン（介護サービス計画書）」を作成。実際に介護サービスの利用開始に至ります。

　ただし、末期がん患者の場合、審査の段階では要介護度が低く、その後急速に病状が悪化したために本来必要とするサービスが受けられないことがあることから、暫定ケアプランを作成するなど、要介護認定が迅速に行われるようになりました。その後の状態の変化に応じて、区分の変更も可能です。

　また、要支援や要介護1の人でも医師が必要と認めた場合などは、特殊ベッドなどの指定福祉用具の貸与ができます。

■ 介護保険の申請から利用まで

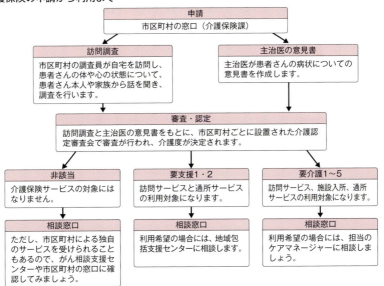

国立がん研究センターがん対策情報センター「『がん情報サービス』療養生活を支える仕組みを知る」より

利用できる介護サービス

　要介護度（要支援度）の認定区分によって、介護保険で利用できるサービスや費用の上限（支給限度基準額）は異なります。

　在宅で治療や療養する場合に、患者さん自身や家族の精神的・身体的負担を取り除くことを目的とした、居宅サービスや地域密着型サービスが受けられます。居宅とは自宅のほか、軽費老人ホームや有料老人ホームなどの居室も含みます。

　地域密着型サービスは、要介護状態の人ができるだけ住み慣れた地域で生活し続けられるように提供するサービスで、サービス事業所が置かれている市町村に住む人のみが利用できます。

■ おもな居宅サービス（要介護1〜5）

＜訪問サービス＞	
訪問介護（ホームヘルプ）	ホームヘルパーが訪問して、食事・入浴・排泄などの介助、炊事・洗濯・掃除などの家事を援助
訪問入浴介護	看護師などを含むチームが訪問して入浴を介助
訪問看護（詳しくは143ページ）	訪問看護ステーションの看護師、保健師などが訪問し、連携を図りながら診療上の手当てなどを行う
訪問リハビリテーション	理学療法士や作業療法士が訪問して、日常生活の自立を助けるためのリハビリを行う
居宅療養管理指導	医師や歯科医師、薬剤師などが訪問して、医学的な管理や指導を行う
＜通所サービス＞	
通所介護（デイサービス）	デイサービスセンターに通い、日常動作の訓練、食事・入浴の支援、レクリエーションなどに参加する
通所リハビリテーション（デイケア）	病院や診療所などで、理学療法士や作業療法士の指導のもとリハビリを行う
＜短期入所サービス＞	
短期入所生活療養介護（ショートステイ）	福祉施設などに短期間宿泊して、介護や機能訓練を受ける
短期入所療養介護	福祉施設などに短期間宿泊して、看護や医学的な介護、機能訓練などを受ける
＜その他＞	
福祉用具貸与	車いすや介護用ベッドなどの福祉用具のレンタル
特定福祉用品販売	入浴用いすや腰掛け便座など、衛生上貸し出しに適さない福祉用具の購入費用の一部を助成
住宅改修費の支給	自宅の手すりの取り付けや段差解消などの改修をした場合、一定額を上限に費用を支給

サービス利用料と自己負担額

　介護保険を利用した場合の自己負担額は、原則として、介護サービスにかかった費用の1割です。2015年8月からは、一定以上の収入のある人については2割負担となります。

　居宅サービスを受ける場合には、要介護度別に利用できるサービスに限度額が設定されていて、その限度額の範囲内であれば、実際に支払うのは1割または2割です。しかし、限度額以上を利用した場合は全額自己負担となります。

■ 居宅サービスの1か月当たりの利用限度額

要介護度	1か月当たりの利用限度額	自己負担分（1割）
要支援1	50,030円	5,003円
要支援2	104,730円	10,473円
要介護1	166,920円	16,692円
要介護2	196,160円	19,616円
要介護3	269,310円	26,931円
要介護4	308,060円	30,806円
要介護5	360,650円	36,065円

■ 居宅サービスの費用（自己負担額）の目安

分類	介護サービス	利用料（目安）	自己負担（目安）
訪問サービス	訪問介護 （身体介護中心20分未満）	1,810円/回	181円/回
	訪問介護 （生活援助中心20〜45分未満）	2,710円/回	271円/回
	訪問看護（20〜30分未満）	4,070円/回	407円/回
	訪問入浴介護	13,370円/回	1,337円/回
	訪問リハビリテーション	3,210円/回	321円/回
通所サービス	通所介護	7,210〜12,420円/回	721〜1,242円/回
	通所リハビリテーション	7,070〜13,400円/回	707〜1,340円/回
短期入所サービス	短期入所生活介護	7,420〜10,370円/日	742〜1,037円/日
その他のサービス	特定施設入居者生活介護	175,500〜262,500円/月	17,550〜26,250円/月
	居宅療養管理指導月2回まで （医師・歯科医師）	5,000円/回	500円/回

訪問診療・訪問看護

通院が困難で、自宅で療養生活を送る患者さんは、医師や看護師が自宅を訪問してくれる訪問診療や訪問看護を利用することができます。

自宅を医師が訪問する訪問診療

　訪問診療とは、在宅療養中の患者さんの自宅を医師が訪問（往診）し、診察、検査、治療などを行うことで、緩和ケアや終末期のケアも在宅で行えます。定期的に訪問して医療的管理を行うほか、体調の急変時にも訪問します。

　訪問診療は医療保険が適用になりますが、保険の種類や患者さんの年齢などによって自己負担額は異なります。在宅療養のために、訪問診療を行っている自宅近くの医療機関（在宅療養支援診療所／病院）を探す場合などは、各市区町村の地域包括支援センターに相談してください。

■ 訪問診療で受けられる医療

- ・定期的な往診での診療（検査含む）
- ・痛みの緩和
- ・在宅酸素や人工呼吸器などの管理
- ・褥瘡の管理
- ・歯科医師による訪問歯科診療
- ・各種点滴、注射
- ・終末期医療（ターミナルケア）
- ・尿カテーテルなどの管理
- ・経管栄養、中心静脈栄養の管理

■ 在宅医療の料金の目安（10円未満は四捨五入）

項目	1割負担	3割負担	内容
訪問診療料	830円	2,500円	24時間体制で計画的に訪問診療を行う際の料金
臨時往診やがん患者に対する費用			
往診料	720円	2,160円	臨時往診の料金（緊急時以外）
深夜往診	2,700円	8,100円	深夜に臨時往診した場合の料金
訪問看護師指示料	300円／月	900円／月	訪問看護の指示書を交付
訪問看護師指導料	1,290円	3,860円	がん患者への緩和ケア、褥瘡ケア専門の研修を受けた看護師の場合
在宅がん医療総合診療費（1日）	1,800円	5,400円	通院が困難な末期患者に対して総合的な医療を提供（処方せん交付）
在宅悪性腫瘍等患者指導管理料	1,500円	4,500円	在宅で鎮痛療法や化学療法を行う末期患者に対する指導管理の料金
医療処置や療養指導により発生する費用			
救急搬送診療料	1,300円	3,900円	救急車輌などで医療機関に搬送する際に行った診療の料金
在宅酸素療法指導管理料	2,400円	7,200円	在宅酸素療法を行っている患者に対して指導管理を行った場合
在宅人工呼吸指導管理料	2,800円	8,400円	在宅人工呼吸を行っている患者に対して指導管理を行った場合

※機能を強化した在宅療養支援診療所／病院（病床を有する場合）の例

自宅で医療処置を行う訪問看護

　看護師や保健師などが在宅療養中の自宅を訪問し、さまざまな医療処置や療養生活に関する支援などを行うのが訪問看護です。

　訪問看護ステーションに所属する訪問看護師は、それぞれの患者さんの自宅に派遣され、かかりつけ医師の指導のもとで医療処置を行うほか、地域包括支援センターやケアマネージャー、病院などと連携して在宅療養を支援します。

　訪問看護を受けるには、自宅近くの訪問看護ステーションやかかりつけ医師に相談するか、介護保険の場合はケアマネージャーなどに相談してください。

■ **訪問看護で受けられる処置（地域によって加算あり）**

- ・健康状態の観察や助言
- ・療養環境の整備
- ・コミュニケーションの援助
- ・福祉用具の利用相談
- ・精神、心理状態のケア
- ・終末期看護（痛みのコントロール）
- ・サービス提供機関との連絡や調整
- ・食事、清潔、排泄のケア
- ・寝たきり予防のためのケア
- ・体位交換や関節の運動などの指導
- ・生活の自立や社会復帰への支援
- ・服薬指導と管理
- ・患者、家族の精神的支援
- ・主治医の指示による処置や検査

■ **訪問看護の料金の目安**

	項目	利用料金	内容
介護保険	基本料金（20分未満）	3,100円／1回	看護師による訪問
	基本料金（20分以上30分未満）	4,630円／1回	
	基本料金（30分以上60分未満）	8,140円／1回	
	退院時共同指導加算	6,000円（初回）	入院中に在宅療養の指導を行い、その内容を文書で提供した場合の加算
	ターミナルケア加算	20,000円	亡くなる前14日以内にターミナルケアを行った場合の加算
	長時間訪問加算	3,000円／1回	特別管理加算対象者に1時間30分以上の訪問看護を行った場合の加算
	早朝加算、夜間加算	25％増	6:00〜8:00、18:00〜22:00
	深夜加算	50％増	22:00〜6:00
医療保険	訪問看護基本療養費	5,550円	看護師、保健師、理学療法士などの訪問（週3日までの場合）
	緊急時訪問看護加算	2,650円	予定外に緊急訪問を行った場合
	特別管理加算	5,000円／1回	留置カテーテルや気管切開を行っている場合（状態によっては2,500円）
	24時間対応体制加算	5,400円／1回	電話などで常時対応可能で、緊急時訪問にも応じられる体制
	退院時共同指導加算	6,000円	退院にあたって主治医等と共同して在宅療養の指導を行った場合

※自己負担額は原則として1割ですが、収入などによって2割または3割負担となります。また、サービスを受ける地域によって加算があります。

介護休業・介護休暇

がん治療で在宅療養中の家族を介護している人は、家族の介護を理由に、ある程度まとまった期間仕事を休むことが認められています。

まとまって休める介護休業

雇用保険や障害年金などは、がん治療中の患者さん自身の生活や就労を支援する制度です。しかし、要介護状態で在宅療養の家族がいる場合、患者本人でなくても生活や就労に影響があるため、家族の介護のための支援制度があります。

介護休業制度では、要介護状態にある対象家族（配偶者、父母、子、配偶者の父母のほか、同居かつ扶養している祖父母や兄弟姉妹、孫）ひとりにつき1回、ある程度まとまって休業することができます。休業できる期間は通算して93日までです。介護休業を求める人は、原則として休業開始予定日の2週間前までに書面等により事業主に申し出る必要があります。

対象となるのは、同一の事業主に1年以上継続して雇用されている労働者で、パート勤務、派遣社員、契約社員でも介護休業をすることができます。雇用期間が1年に満たない場合でも、休業開始日から93日経過日以降も引き続き雇用されることが見込まれれば認められます。

単発で休める介護休暇

要介護状態の家族がいる場合、通院の付き添いなどさまざまな理由により、仕事を休んで介護をすることがあります。このように、介護休業するほどではないケースでは、1日単位で単発的に介護休暇を取得できます。介護休暇は、対象家族ひとりであれば年に5日まで、2人以上であれば10日まで休めます。

介護休暇の対象となるのは、要介護状態にある対象家族を介護するすべての労働者です。ただし、日々雇用される人、入社6か月未満の人、週の所定労働日数が2日以下の人は対象になりません。

介護休暇の取得を希望する場合は、事業主に対して休暇を取得する日や理由などを明らかにして申し出る必要がありますが、緊急性の高いことも多いため、当日の電話等の口頭での申し出でも認められます。

介護のための短時間勤務制度

育児・介護休業法では、要介護状態の対象家族を介護する労働者が短時間勤務を希望した場合、事業主は以下のいずれかの措置を講じなければいけません。
①時短勤務制度
②フレックスタイム制度
③始業・終業時間の繰り上げ・繰り下げ（時差出勤制度）
④介護サービス利用料の労働者負担分の助成制度

これらの制度を、要介護状態の対象家族ひとりにつき、介護休業日と合わせて93日間以上利用できるようにする必要があります。

雇用保険の介護休業給付金

雇用保険の被保険者には、職場復帰を前提として介護休業を取得した人に「介護休業給付金」が支給されます。

支給対象となるのは、雇用保険の一般被保険者（65歳未満）で、介護休業開始日の前の2年間に賃金支払基礎日数（基本給が支払われた日数）が11日以上ある完全月が12か月以上ある人です。また、以下の条件を満たす介護休業のうち、1回の介護休業期間（最長3か月間）に限り支給されます。
①2週間以上にわたり常時介護を必要とする状態にある家族の介護であること。
②介護休業の条件と同じ対象家族の介護であること。

介護休業給付金は、介護休業開始日から起算した1か月ごとの期間（支給単位期間）ごとに区切り、期間ごとの支給額の合計額が支給されます。支給額は、原則として、「休業開始時賃金日額×支給日数×40％」です。支給申請手続きは、事業主を通じて、事業所の所在地を管轄するハローワークに申請します。

■ 介護休業給付金受給のための申請書類など

> 申請書類：介護休業給付金支給申請書、雇用保険被保険者休業開始時賃金月額証明書
> 添付書類：
> ①被保険者が事業主に提出した介護休業申出書
> ②介護対象家族の方の氏名、申請者本人との続柄、性別、生年月日等が確認できる書類（住民票記載事項証明書等）
> ③介護休業の開始日・終了日、介護休業期間中の休業日数の実績が確認できる書類（出勤簿・タイムカード等）
> ④介護休業期間中に介護休業期間を対象として支払われた賃金が確認できる書類（賃金台帳等）

民間の医療保険・がん保険を活用する

がんと診断されたときの備えとして、民間の生命保険に加入している人も多いはず。多くの種類の中から、自分に合った保険を選ぶことが大切です。

自分が加入している保険を確認

　これまでに紹介してきたように、高額な医療費や働けなくなったときの生活費を保障するさまざまな公的制度があります。しかし、公的制度の対象とならない先進的な医療を受ける場合や入院期間が長引いたときに備えるために、民間の医療保険やがん保険を上手に活用する方法もあります。

　民間医療保険は大変種類が多く、保障内容もさまざまです。病気になったときの「医療保障」、がんに特化した「がん保険」など、保険の種類や特約によっても保障内容は大きく違います。

　長年保険料を払いつつ保障内容をきちんと把握していない人も多いので、まずは自分が加入している保険の証券を見て、「保険の種類」「保障期間」「入院日額」「入院何日目から保障」「手術対象」「入院・手術以外の保障」「対象疾患」などを確認しましょう。自分が手術や入院をするとき、この内容で多すぎる・少なすぎるということがないか検討し、場合によっては保障内容を変更します。

■ 医療保険の見直しポイント

項目	内容
保険の種類	・単体の医療保険に加入 ・死亡保険の医療保険特約を付帯
保障期間	・終身型 ・定期型
支払い期間	・終身 ・契約満了まで ・一定の年齢まで
入院給付金	・1日当たりいくらか ・入院何日目から給付か
手術給付金	・定額タイプ（手術につき定額で給付） ・入院給付金日額の倍数で給付するタイプ
手術	・公的保険連動型 ・88種類
支払い限度日数	・入院当たりの支払い限度日数 ・通算支払い限度日数

■ がん保険の見直しポイント

項目	内容
診断給付金	・初回のみ給付 ・再発時も給付 ・再発時だけでなく継続治療中でも給付
がん入院給付金	・がんで入院した場合の給付金
がん手術給付金	・がんで手術をした場合の給付金
通院給付金	・一定日数以上入院した後の通院に給付 ・入院日数に関係なく通院に給付（特定治療通院給付金）
先進医療給付金	・治療法により給付金額が決まっている ・実際にかかった先進医療技術料と同額を保障
治療給付金	・抗がん剤治療に給付 ・放射線治療に給付 ・その他のがん治療に給付

医療保険の保障内容

　病気やケガで入院や手術をしたときに、入院給付金や手術給付金を受け取ることができるのが「医療保険」です。入院給付金は5,000円や10,000円、1入院当たりの支払い限度日数は30〜60日、手術給付金は50,000〜100,000円といったところが一般的な医療保険の保障内容のようです（保険料を上げれば、それぞれの保障内容を手厚くすることが可能です）。

　これらの給付金をベースに、「女性疾病特約」「通院特約」「先進医療特約」「生活習慣病入院特約」「介護特約」など、さまざまな特約がつきます。なかには「がん一時金特約」「がん入院特約」など、がんになったときの特約が付帯される保険商品もありますが、がんに特化した「がん保険」とは違います。普通の医療保険では、通院による抗がん剤治療や先進医療などに対応していないこともありますので、しっかりと検討してください。

がん保険の保障内容

　がんになったときのための「がん保険」は、医療保険と同じように入院給付金と通院給付金があるほか、診断給付金が支給されるタイプが一般的です。

　がん保険の保障内容としては以下のようなものがあります。

- 診断給付金：がんと診断されたとき
- 入院給付金：がん治療で入院したとき
- 手術給付金：がんの手術を受けたとき
- 通院給付金：がん治療で通院したとき
- 死亡保険金：がんで死亡したとき

　がん保険の保障期間としては、10年間などの「定期型」と「終身型」があり、さらに「掛け捨て型」「解約返戻金あり」など、契約満了時もタイプが異なります。

　がんの治療費の多くは、高額療養費をはじめとした公的医療保険で助成されますが、先進医療など保険診療外の高額な治療費には公的制度が適用されません。そのようなときに役立つのが民間のがん保険で、先進医療特約があれば、300万円かかる重粒子線治療などで給付を受けることができます。また、収入保障をしているタイプや通院治療給付金が充実したタイプなどもあります。

給付シミュレーション

がん保険に限らず、給付金の額を多くしようとすると保険料が高くなり、月々の支払いが苦しくなることが考えられます。また、定期型と終身型では、保険料は定期型のほうが安く済みます。

保険に加入したときの年齢、解約払戻金のタイプ、付帯する特約によっても月々の保険料は変わりますので、万一のときに支給される公的制度や年金制度などを確認したうえで、自分にとって必要な保障内容、支払える保険料などを加味して保険を選びます。

生命保険会社のホームページでは、年齢や保障内容から月々の保険料をシミュレーションできるようになっています。将来に備えてがん保険に入っておきたいという人は、一度シミュレーションしてみることをおすすめします。

また、自分自身はがん治療中で新たな保険には加入できないという場合でも、夫や妻など家族の将来に備えて加入を検討してみる機会になります。

■ がん保険の保障内容や保険料をシミュレーション
〈45歳・男性の場合〉

	保障内容が手厚いプランA	保険料を抑えたプランB
保険料（月額）	6,500円	3,500円
〈診断給付金〉初めてがんと診断確定したとき	100万円（1回限り）	100万円（1回限り）
〈入院給付金〉がん治療で入院したとき	1日につき1万円（1日目から）	1日につき5,000円（1日目から）
〈通院給付金〉がん治療で通院したとき	1日につき1万円	1日につき5,000円
〈手術給付金〉がん治療を目的に所定の手術を受けたとき	1回につき20万円	1回につき20万円
〈放射線治療給付金〉がん治療を目的に所定の放射線治療を受けたとき	1回につき20万円	1回につき10万円
〈抗がん剤治療給付金〉がん治療を目的に所定の抗がん剤治療を受けたとき	20万円（治療を受けた月ごと）※ホルモン治療は5万円	10万円（治療を受けた月ごと）※ホルモン治療は5万円
〈先進医療特約〉先進医療の技術料の自己負担額と同額を給付	通算2,000万円まで	なし
〈複数回支払特約〉初回診断後の再発・転移のときの診断給付金	1回につき100万円	なし

請求するときの注意点

　保険金や給付金を請求するときには、以下のようなポイントに注意して請求してください。
①給付対象となる病気や手術の範囲を確認しておく
②病名や手術名は、正式名称を医師などから確認しておく
③医師による診断書が必要かどうかを確認（診断書が不要でも入院領収書が必要）
④医師による診断書の料金と取得できるまでの期間
⑤複数の保険会社に請求する場合、診断書はコピーでも可能かどうか
⑥請求書類の入手方法（インターネットでダウンロード可能な場合も）

給付金を受け取れないケース

　毎月保険料を支払っていたのに、保険金や給付金が受け取れないケースもあります。以下のような場合には給付金が受け取れませんので、注意してください。
・保障内容の条件を満たしていない（対象となる手術ではなかった）
・給付金の請求をしていなかった
・保険料を払い込んでおらず、保険が失効

　また、保険契約が成立してもすぐに保障が始まるわけでなく、契約3か月後など「責任開始日」と呼ばれる日までは保障を受けることができません。そのため、契約後すぐにがんが見つかった場合には、診断給付金を受け取ることはできません。場合によっては契約が無効となります。

がんになっても入れる保険

　普通は、がんであることがわかるとがん保険には入れません。しかし、一定の条件を満たせば加入できるがん保険もあります。
　こうしたがん保険は、契約時に再発や転移などがない、最後の治療から10年以上経過している、ステージ別に経過期間が決まっているなど、さまざまな条件が設定されています。乳がんを経験した女性に特化したがん保険もあります。いずれも保険料が高めなので、その分貯蓄で備えておくという考え方もできますから、保険でカバーするメリットを十分に検討してみてください。

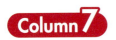
働きながら治療を続ける

がん患者が直面する就労の問題

「働くがん患者と家族に向けた包括的就業支援システムの構築に関する研究」(平成24年度厚生労働科学研究費補助金)によれば、がんと診断された時点で働いていた回答者の約1/4がその後退職し、半数の収入が減少。

がん患者の就労については、「経済的な困難」「病気関連の情報管理やコミュニケーションの問題」「健康管理上の配慮不足」「正確な状況把握に基づかない配置転換や退職勧告」「新規就労場面での困難」などがあるとされています。このような問題を解消し、がんになっても働く能力と意欲のある人が働き続けるためには、事業者や同僚の理解と支援が必要です。

体調を考慮しつつ仕事を続ける

治療・療養をしつつ就労を継続するためは、社会保障制度や社内規約などを活用することが大切です。担当医やソーシャルワーカー、都道府県の産業保険総合支援センターに相談したり、産業医や産業保健師、人事担当者、上司といった社内の人々と「職場復帰プログラム」をつくるなど、無理なく治療と就労が続けられるような体制づくりを考えていきましょう。自分自身の病状をよく理解し、自分ができることや配慮してほしいことを周囲に明確に伝えることで、仕事を続けやすい環境をつくることができます。

■ がんの診断から復職までの流れ

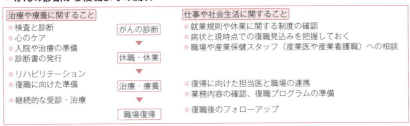

がん情報サービス「がんになったら手にとるガイド」より

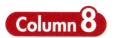

家族のためのお金の備え

資産や負債を整理しておく

　がんと告知されたからといって、すぐに命にかかわるわけではありません。しかし、経済的な問題が発生することもありますし、その後のことを考えて、お金のことを整理しておくことも大切です。がんの宣告を受けた直後は精神的にも安定しないでしょうけれど、宣告から治療までの時間や手術後の療養期間といった比較的落ち着いた時期に資産などの確認ができていれば、今後かけられる治療費の計画も立てやすくなります。このようなお金の不安については、ファイナンシャルプランナー（FP）や税理士に相談することができます。

■ 整理しておきたい資産や負債

種類	必要書類など
預貯金	預貯金の一覧表、通帳、登録してある印鑑
有価証券	株式、投資信託、債券、国債など
不動産	持ち家の権利証や登記識別情報、固定資産税台帳、賃貸の契約書、借地の借用書
保険	民間保険（生命保険、医療保険、がん保険、学資保険、個人年金など）の保険証券
公的年金	年金手帳
負債・ローン	契約書、借用書

「その後」のためにできること

　万が一に備え、残された家族のためにできる準備をしておくことも大切です。とくに大きな出費となるのが「住宅ローン」と「教育費」。

　住宅ローンを組む際に団体信用生命保険（団信）に加入していれば、万が一のときでも残りの住宅ローンの心配がなくなります。しかし、夫婦別々に住宅ローンを組んでいる場合や、そもそも団信に加入しているかどうかなど、確認しておくことが必要です。

　教育費については学資保険で備える方法もありますが、教育ローンやがん患者の子どものための奨学金などもあります。

用語解説

[標準治療]

多くのエビデンス（科学的根拠）にもとづいて一般的な患者さんに推奨される、現時点で最良の治療。
標準治療を勧められると「特別な治療ではない、並の治療」と解釈してがっかりする人もいますが、最先端の治療がもっとも効果的とは限りませんし、効果や副作用について十分に判明していない場合もあります。その点、標準治療は臨床試験によって効果が確かめられています。

[先進医療]

厚生労働大臣によって指定される、高度な医療技術を用いた治療のこと。2016年7月現在で100種類が指定されています。保険給付の対象にするかどうかを検討している研究段階であるため、のちに効果がないと判断される場合もあります。実施している医療機関や指定の内容についての最新情報は、厚生労働省の「先進医療」のウェブサイトにあります。
先進医療にかかわる費用は全額自己負担となり、高額療養費制度も適用されませんので、一般的な保険診療に比べると高額になります。

[エビデンス]

人を対象とした臨床研究の結果得られた、科学的根拠のこと。エビデンスのレベルにはランクがあり、「ランダム化比較試験」によって得られた結果がもっともレベルが高いとされます。
ランダム化比較試験とは、たとえばAとBの治療法のどちらが有効であるか比較したい場合、患者さんたちをランダムに割り当てて背景情報に偏りが出ないようにしたうえで評価する試験です。これに対して、比較対象がない臨床試験や症例報告は「エビデンスレベルが低い」とされます。
各がんの学会が作成する治療の指針である「診療ガイドライン」では、エビデンスレベルによって「推奨度」が決定されます。

[5年相対生存率]
日本人全体の集団のうち5年後に生存している人と、あるがん（たとえば、胃がんのステージI）と診断され治療を受けた人のうちで5年後に生存している人を比べた割合。数字が100％に近いほど、治療をすれば治る（予後がよい）がんであるといえます。

[余命]
ある状態の人がこれからどのくらい長く生きられるか、予想される期間のこと。医師は「生存期間中央値」をもとに告げることが多いです。
生存期間中央値とは、たとえば同じステージのがん患者さんが100人いた場合、その半分の方が亡くなるまでの期間を示します。仮に「余命1年」と告げられた場合、その人があと1年間生きられるという意味ではなく、もっと短い場合も長い場合もあります。

[DPC（Diagnosis Procedure Combination：診断群分類包括評価）]
病気の種類、症状、治療内容、入院日数の組み合わせごとに総医療費があらかじめ設定されている医療費の評価方式。検査、治療、薬などの費用を合算する、従来の「出来高払い方式」とは違い、1日当たりの保険点数が決まっていて、薬や注射、検査なども決められた点数に包括されています。

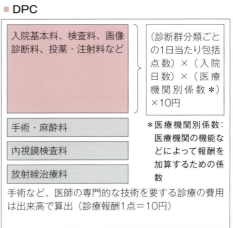

【正しい情報を得るために参考になるウェブサイト】

国立がん研究センター　がん対策情報センター「がん情報サービス」
http://ganjoho.jp/
●部位別・臓器別のがんについての解説
http://ganjoho.jp/public/cancer/
●がんの診断、治療、臨床試験などについて
http://ganjoho.jp/public/dia_tre/
●治療中の生活を支える支援についての情報など
http://ganjoho.jp/public/support/
●がん対策情報センターが作成した冊子や市民向けの講演会の情報
http://ganjoho.jp/public/qa_links/
●がん診療連携拠点病院や緩和ケア病棟などを探す
http://hospdb.ganjoho.jp/kyoten/

厚生労働省「先進医療の概要について」
http://www.mhlw.go.jp/stf/seisakunitsuite/bunya/kenkou_iryou/iryouhoken/sensiniryo/
●先進医療を実施している医療機関
http://www.mhlw.go.jp/topics/bukyoku/isei/sensiniryo/kikan02.html
●先進医療の各技術の概要
http://www.mhlw.go.jp/topics/bukyoku/isei/sensiniryo/kikan03.html

独立行政法人国立病院機構　四国がんセンター患者・家族総合支援センター
http://www.shikoku-cc.go.jp/support/

NPO法人キャンサーネットジャパン
http://www.cancernet.jp/

日本対がん協会
http://www.jcancer.jp/

がんナビ
http://medical.nikkeibp.co.jp/inc/all/cancernavi/

SurvivorSHIP サバイバーシップ
http://survivorship.jp/

緩和ケア.net
http://www.kanwacare.net/
2016年8月現在の情報です。URLは変更されることがあります。

【参考文献】

日本胃癌学会編『胃癌治療ガイドライン　医師用 2014 年 5 月改訂　第 4 版』金原出版、2014 年
日本胃癌学会編『胃癌取扱い規約　第 14 版』金原出版、2010 年
大腸癌研究会編『大腸癌治療ガイドライン　医師用 2014 年版』金原出版、2014 年
大腸癌研究会編『大腸癌取扱い規約　第 8 版』金原出版、2015 年
日本肝癌研究会編『臨床・病理　原発性肝癌取扱い規約　第 6 版』金原出版、2015 年
日本肝臓学会編『科学的根拠に基づく肝癌診療ガイドライン　2013 年版』
日本乳癌学会編『臨床・病理　乳癌取扱い規約　第 17 版』金原出版、2012 年
日本乳癌学会編『科学的根拠に基づく乳癌診療ガイドライン①治療編　2013 年版』金原出版、2013 年

特定非営利活動法人　西日本がん研究機構(WJOG)「web 版よくわかる肺がん Q&A　第 4 版」
日本肺癌学会編「EBM の手法による肺癌診療ガイドライン　2015 年」
https://www.haigan.gr.jp/modules/guideline/index.php?content_id=3
「がんの補完代替医療ハンドブック　第 3 版」
国立がん研究センターがん対策情報センター編著
『わたしの療養手帳』
『がんになったら手にとるガイド』

さくいん

配列は五十音順ですが、長音記号（ー）は無視して並べてあります。

あ

悪性胸水 59
AFP（アルファ・フェトプロテイン） 71
アルブミン 70
胃がん 18～33
胃がんの深達度 23
胃がんの進行度（ステージ）と適応の治療法 23
胃がんの年齢調整罹患率・死亡率 18
胃全摘術 28
遺伝子検査 102
遺伝相談外来 102
胃の各部名称 19
胃の領域リンパ節 27
胃壁の構造 19
医療費控除 122～124
医療保険 104,146～149
インプラント 95
右葉／左葉 74
AST 70
AFP-L3分画 71
ALT 70
腋窩リンパ節郭清［乳がん］ 89
X線検査［胃がん］ 21
エビデンス 152
MRI検査［乳がん］ 83

か

介護休業・介護休暇 144,145
介護保険制度 138～141
化学療法［胃がん］ 30,31
化学療法［大腸がん］ 48,49
化学療法［乳がん］ 90,91
化学療法［肺がん］ 64,65
拡大手術［胃がん］ 28
喀痰細胞診 54
下大静脈／肝静脈 74
肝炎ウイルス 68,70
肝がん 68～79
肝がんの病期（ステージ）分類 72
肝細胞がん 68,69
肝障害度分類 72,73
肝切除 74
肝臓の区域分類 74
がん相談支援センター 11
肝動注化学療法 77
肝動脈塞栓療法 76
がん保険 146～149
緩和ケア 98,99
緩和的放射線治療［肺がん］ 63
緩和療法 59
気管支鏡検査［肺がん］ 55
喫煙 52
QOL 29
胸腔鏡検査［肺がん］ 55
胸水 55
胸部X線検査［肺がん］ 54,55
胸部CT検査［肺がん］ 55
局所療法［乳がん］ 87
くさび状切除術［肺がん］ 61
Gy（グレイ） 63
Ki67 84
経気道性転移 56,57
経肛門的直腸局所切除術 44
経皮的エタノール注入療法(PEIT) 75

経皮的マイクロ波凝固療法（PMCT）	75	障害厚生年金	133
血液検査［大腸がん］	37	障害基礎年金	133
血液検査［肝がん］	71	障害年金	132,133
血管造影検査	76	小細胞がん	58
血行性転移	57	小児慢性特定疾患医療費助成制度	120
血小板	70	傷病手当金	128,129
結腸がん	42,43	食道炎	62
結腸切除術	42	進行がん［胃がん］	24,25
限度額適用認定証	114,115	進行がん［大腸がん］	39
限度額適用・標準負担額減額認定	115	人工肛門造設術	45
原発性肝がん	69	浸潤	40
原発巣	41,56	身体障害者手帳	134,135
高額医療・高額介護合算療養費制度	118,119	生活保護	136,137
高額療養費貸付制度	116,117	生検［胃がん］	21
高額療養費受領委任払制度	117	世帯合算	110,112
高額療養費制度	12,108,109	穿刺・生検［肺がん］	55
骨シンチグラフィ	55	先進医療	152
5年相対生存率	8,153	全身化学療法［肝がん］	77
雇用保険	130,131	全身療法［乳がん］	87
混合診療	105	センチネルリンパ節生検	87
根治的放射線治療［肺がん］	63	前方切除術	44,45
		造影剤	76

さ

		造影超音波検査［肝がん］	71
		早期がん［胃がん］	24
再建術	25	早期がん［大腸がん］	39
サブタイプ分類［乳がん］	85	総ビリルビン	70
自家組織	94	塞栓物質	77
自己負担限度額	108,119	ソラフェニブ	77
自己負担減免制度	121		

た

CT検査［胃がん］	21	大腸がん	34～51
CT検査［大腸がん］	37	大腸がんの起こる部位	35
CT検査［乳がん］	83	大腸がんの進行度（ステージ分類）	39
CVポート	49	大腸がんの深達度	39
自動吻合器	45	大腸周辺のリンパ節	39
縮小手術［胃がん］	28	大腸内視鏡検査	37
縮小手術［肺がん］	60	ダビンチ	47

胆管細胞がん	69
治験	101
Child-Pugh（チャイルド・ピュー）分類	72
中枢型肺がん	53
注腸検査［胃がん］	21
注腸造影検査［大腸がん］	37
超音波検査［肝がん］	71
超音波内視鏡検査［胃がん］	21
直腸がん	44
直腸局所切除術	44
直腸切断術	44,45
定位放射線照射［肺がん］	63
定型手術［胃がん］	28
DPC	153
デノボがん	38
転移性肝がん	69
転移巣	41

な

内視鏡検査［胃がん］	20,21
内視鏡的粘膜下層剥離術（ESD）［胃がん］	26,27
内視鏡的粘膜下層剥離術（ESD）［大腸がん］	43
内視鏡的粘膜切除術（EMR）［胃がん］	26,27
内視鏡的粘膜切除術（EMR）［大腸がん］	42,43
肉眼的分類［胃がん］	25
二重造影法	21
乳がん	80〜97
乳がんのセルフチェック	83
乳がんの病期（ステージ）分類	85
乳がんのリスク要因	80
乳腺超音波検査［乳がん］	83
乳腺の構造	81

乳房再建	94,95
乳房切除術	88,89
乳房部分切除術	88,89

は

バイオマーカー	84
肺がん	52〜67
肺がんのT分類	57
肺がんの病期（ステージ）	57
肺臓炎	62
肺葉	60
肺葉切除術	60
播種	57
HER2（ハーツー）	30,84
発生部位別がん死亡者数	34
非小細胞がん	58
ひとり親家庭医療費助成制度	120
皮膚炎	62
PIVKA（ピブカ）-Ⅱ	71
標準根治手術［肺がん］	60
標準治療	25,58,152
病理検査	37
FOLFOX療法	48
FOLFIRI療法	48
付加給付	121
腹腔鏡手術［胃がん］	29
腹腔鏡下手術［大腸がん］	46
腹部造影MRI検査［肝がん］	71
腹部造影CT検査［肝がん］	71
腹部超音波検査［大腸がん］	37
吻合	43
分子標的薬	31,65
分子標的薬治療［乳がん］	90,91
噴門／幽門	22
噴門側胃切除術	28
PET検査［大腸がん］	37
便潜血反応検査	36

放射線治療［肺がん］ 62,63
放射線治療［肝がん］ 77
訪問看護 143
訪問診療 142
補完代替医療 100
保険併用療養費 105
補助化学療法［胃がん］ 30
ポリペクトミー 42
ホルモン療法［乳がん］ 90,91

ま

末梢型肺がん 53
マンモグラフィ［乳がん］ 83
門脈 74

や

薬物療法［乳がん］ 90,91
幽門側胃切除術 28

予防的放射線治療［肺がん］ 63
余命 153

ら

ラジオ波熱凝固療法（RFA） 75
ラジオ波熱焼灼療法 93
リハビリテーション 126
粒子線治療［肺がん］ 62
臨床試験 101
リンパ行性転移 57
リンパ節郭清［胃がん］ 27
リンパ節郭清［大腸がん］ 40
リンパ浮腫 89
レーザー照射治療 61
ロボット支援下手術 47

国立がん研究センターの がんとお金の本

監修者	
片井 均	(国立がん研究センター中央病院 胃外科長)
朴 成和	(国立がん研究センター中央病院 消化管内科長)
金光幸秀	(国立がん研究センター中央病院 大腸外科長)
渡辺俊一	(国立がん研究センター中央病院 呼吸器外科長)
大江裕一郎	(国立がん研究センター中央病院 呼吸器内科長)
島田和明	(国立がん研究センター中央病院 肝胆膵外科長)
奥坂拓志	(国立がん研究センター中央病院 肝胆膵内科長)
木下貴之	(国立がん研究センター中央病院 乳腺外科長)
田村研治	(国立がん研究センター中央病院 乳腺・腫瘍内科長)
出田剛一	(国立がん研究センター 財務経理部医事課医事室長)
若尾文彦	(国立がん研究センター がん対策情報センターセンター長)
加藤雅志	(国立がん研究センター がん対策情報センターがん医療支援研究部長)
池山晴人	(元 国立がん研究センターがん対策情報センターがん情報提供部室長)
宮田佳代子	(国立がん研究センター中央病院 相談支援センター)

カバーデザイン	江口修平
カバーオブジェ	酒井賢司
DTP	株式会社明昌堂
イラスト	北原功、佐藤雅枝
執筆	牛島美笛
編集	尾和みゆき(小学館クリエイティブ)
販売	奥村浩一(小学館)

2016年11月27日　初版第1刷発行

発行人	山川史郎
発行所	株式会社小学館クリエイティブ
	〒101-0051　東京都千代田区神田神保町2-14　SP神保町ビル
	電話　0120-70-3761(マーケティング部)
発売元	株式会社小学館
	〒101-8001　東京都千代田区一ツ橋2-3-1
	電話　03-5281-3555(販売)
印刷・製本	共同印刷株式会社

●造本には十分注意しておりますが、印刷、製本など製造上の不備がございましたら、小学館クリエイティブマーケティング部(フリーダイヤル 0120-70-3761)にご連絡ください。(電話受付は、土・日・祝休日を除く9:30～17:30)
●本書の一部または全部を無断で複製、転載、複写(コピー)、スキャン、デジタル化、上演、放送等をすることは、著作権法上での例外を除き禁じられています。代行業者等の第三者による本書の電子的複製も認められておりません。

©Shogakukan Creative　2016
Printed in Japan
ISBN978-4-7780-3789-5